UWE KNOP

GUTE CARBS

UWE KNOP

GUTE CARBS

Warum Sie sich vor Brot und Nudeln nicht fürchten müssen

riva

Bibliografische Information der Deutschen Nationalbibliothek:
Die Deutsche Nationalbibliothek verzeichnet diese Publikation in der Deutschen Nationalbibliografie; detaillierte bibliografische Daten sind im Internet über http://d-nb.de abrufbar.

Für Fragen und Anregungen:
info@rivaverlag.de

Originalausgabe
1. Auflage 2017

Nymphenburger Straße 86
D-80636 München
Tel.: 089 651285-0
Fax: 089 652096

Redaktion: Matthias Michel
Umschlaggestaltung: Manuela Amode
Umschlagabbildung: mayakova/shutterstock, Rustic/shutterstock, svariophoto/iStockphoto, karammiri/iStockphoto
Satz: Daniel Förster, Belgern
Druck: GGP Media GmbH, Pößneck
Printed in Germany

ISBN Print 978-3-7423-0124-6
ISBN E-Book (PDF) 978-3-95971-549-2
ISBN E-Book (EPUB, Mobi) 978-3-95971-550-8

INHALT

EINLEITUNG

SIE WOLLEN ES DOCH AUCH, ODER?

Wenn Sie dieses Buch in Händen halten, so sei die Prognose erlaubt, dass Sie ein kritischer Geist sind, der Sachverhalte gerne grundlegend hinterfragt und der Wahrheit auf die Spur kommen will – eine sehr gute Charaktereigenschaft!

Außerdem liegt nahe, dass Sie einen persönlichen Bezug zu LowCarb haben: Entweder meiden Sie Kohlenhydrate oder planen ihre Verbannung vom Speiseplan, weil Sie gelesen haben oder man Ihnen versichert hat, dass der Verzicht auf Brot, Zucker, Pasta und Co. Ihre Gesundheit fördert und Sie vor Krankheiten bewahrt. Oder aber Sie wollten (oder wollen noch immer) einige Kilos abspecken. Da war und ist es natürlich naheliegend, eine der zahlreichen, wie Pilze aus dem herbstfeuchten Waldboden geschossenen LowCarb-Diäten auszuprobieren – denn damit haben ja schließlich schon so viele Prominente wie Prinz William und seine Kate oder Daniela Katzenberger so toll viel abgenommen!

Als dritte Motivation, dieses Buch zu lesen, ist denkbar: Sie sind krank, leiden beispielsweise an Diabetes oder einer Herzerkrankung, und LowCarb wurde Ihnen als Arzneikost empfohlen: »Essen Sie weniger Kohlenhydrate, das hilft bei Ihrer Krankheit!«

Möglicherweise gehören Sie auch zur Gruppe der »carb guilt«. Carb was? »Es gibt Menschen, die ein schlechtes Gewissen haben, wenn sie Kohlenhydrate essen. In Frauenplattformen steht, dies betreffe etwa die Hälfte aller Frauen. Deswegen hat eine Frauenzeitschrift einen Begriff dafür erfunden: carb guilt ... Das 21. Jahrhundert hat nun, nach vielen anderen neuen Konzepten, die carb guilt.« [1] Fühlen auch Sie die Last der Schuld (*guilt*) auf Ihren Schultern, wenn Sie einem Weißmehlbrötchen tief in die knusprige Schnittkerbe schauen?

Vielleicht sind Sie auch ein zielstrebiger Sportler auf der Suche nach *dem* leistungssteigernden Ernährungsstil – und bei Ihrer Recherche sind Ihnen einige Erfolgsstorys prominenter Sportler untergekommen, die mit LowCarb »Spitzenleistungen« erbracht haben. Und nun fragen Sie sich zu Recht: Was ist da wirklich dran?

Last, but not least könnte es sein, dass Sie sich grundsätzlich für gesunde Ernährung interessieren, schlicht und einfach genug haben von den omnipräsenten LowCarb-Heilsversprechen, kombiniert mit Kohlenhydrat-Bashing, und sich nun ein differenziertes, ideologiefreies Bild der wissenschaftlichen Datenlage machen möchten.

Unabhängig davon, welcher der oben aufgeführten Lesergruppen Sie sich zugehörig fühlen – sie alle sind hier richtig. Denn genau diese Themen werden in *Gute Carbs* unter die Lupe genommen, objektiv-kritisch analysiert und die wesentlichen Fragen auf Basis aktuellster Forschung, Studien und Statements beantwortet. Darauf basierend, lautet meine zweite (vielleicht gewagtere) Prognose: Sie werden die Antworten bekommen, die Sie suchen.

Und da aller guten Dinge drei sind, wird nun ein letztes Mal prognostiziert: Sie essen gerne Kohlenhydrate in allen Facetten und Zubereitungen, Sie mögen Brot, Pasta, Reis und/oder Kartoffeln. Daher fragen Sie sich, gleich welcher Lesergruppe Sie angehören, ob es wirklich gut für Sie ist, das gesamte Spektrum an Kohlenhydraten massiv zu reduzieren, obwohl Ihnen Ihr Körper eindringlich signalisiert: »Hey, ich will es doch auch!«

Damit sind Sie nicht allein. Denn Kohlenhydratgerichte sind dem *Ernährungsreport 2016* des Bundesministeriums für Ernährung und Landwirtschaft (BMEL) zufolge die Leibspeisen der Deutschen [2]. Auf Platz eins der beliebtesten Gerichte stehen mit satten 35 % Nudelgerichte. Danach folgen auf Platz zwei Kartoffelgerichte mit 18 %, auf Platz sechs steht Pizza mit 14 % (siehe Abbildung 1). Brotweltmeister sind wir ohnehin: Die Deutschen können aus über 300 verschiedenen Brotsorten wählen – und das machen sie auch, denn sonst gäbe es diese Vielfalt hierzulande nicht. Hinzu kommt: Das absolute Gros der Gramme und Kalorien auf deutschen Tellern liefern Kohlenhydrate (siehe Abbildung 2).

So wundert es auch nicht, dass unsere Zunge neben den bekannten fünf Grundgeschmacksrichtungen süß, sauer, salzig,

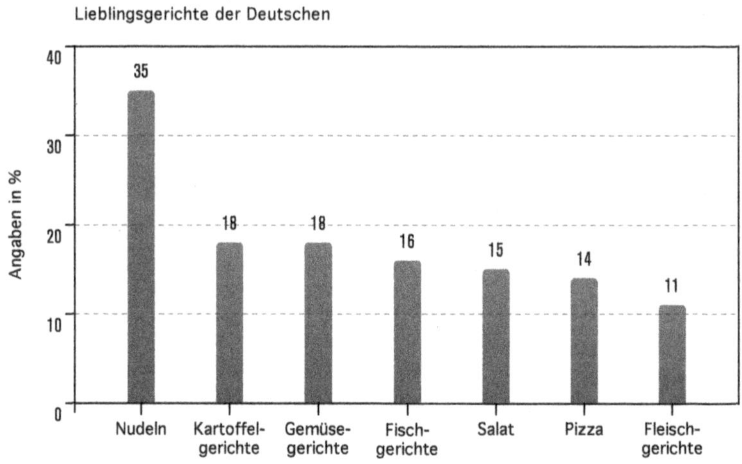

Abbildung 1: Die Lieblingsgerichte der Deutschen (mod. nach [2])

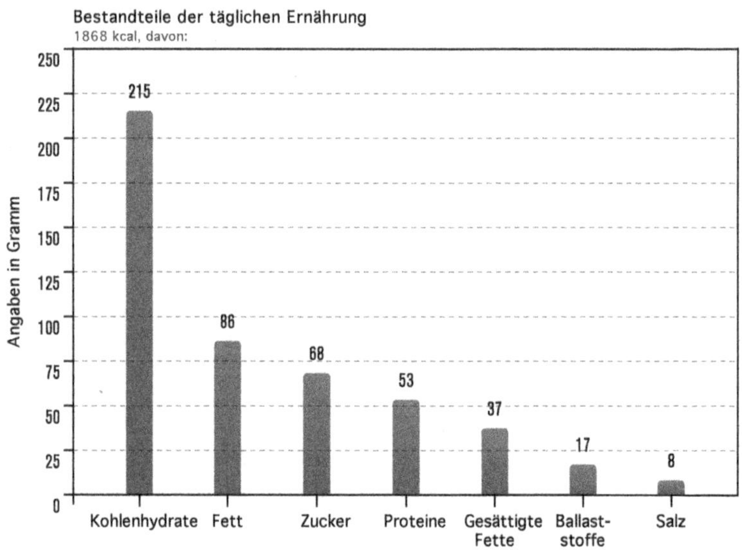

Abbildung 2: Das essen die Deutschen (pro Tag) (mod. nach [3])

bitter und umami (würzig, herzhaft) auch »stärkehaltig« schmecken kann – und zwar separat, also unabhängig von »süß«. Diese Erkenntnis ist noch relativ jung, erst im August 2016 haben Forscher der Oregon State University diesen sechsten Grundgeschmackssinn namens »starchy« (stärkehaltig) entdeckt, der beispielsweise auf Reis und Brot reagiert [4]. Evolutionsbiologisch ist diese Neuentdeckung absolut plausibel, denn Nahrungsmittel mit komplexen Kohlenhydraten (Stärke) haben einen hohen Nährwert und liefern schnell verfügbare Energie – eine direkte Detektion im Mund ist also eine sinnvolle Fähigkeit des menschlichen Körpers, um sein Überleben zu sichern.

Kombiniert man nun all diese Daten und Ergebnisse mit der Erkenntnis, dass fast acht von zehn (76,9 %) befragten deutschen Männern und Frauen essen, was ihnen »schmeckt und worauf sie gerade Appetit haben« [5], so fragt man sich:

Wenn unsere Zunge neben süß (Zucker = Kohlenhydrat) sogar separat noch stärkehaltig schmecken kann und Kohlenhydratgerichte nicht nur der Deutschen unangefochtene Leibspeise sind, sondern der Großteil der Bürger diese nicht nur »einfach so«, sondern deshalb isst, weil sie so gut schmecken – warum wird dann gerade LowCarb so gehypt? Warum soll gerade die Limitierung der Lieblingsessen gesünder sein? Machen weniger Nudeln wirklich schlank? Hilft eine Kartoffelreduktion tatsächlich gegen Bluthochdruck und weniger Zucker gegen Diabetes?

Hier schließt sich der Kreis zur ersten Prognose: Schalten Sie Ihren Verstand auf kritisch, und lesen Sie los.

Eine erkenntnisreiche Lektüre wünscht
Dipl. oec. troph. Uwe Knop

1

WENIG KOHLENHYDRATE BEDEUTET ...

LowCarb bedeutet »wenig Kohlenhydrate«. Der Esstrend, Brot, Kartoffeln, Pasta und Co. sukzessive aus seinem Speiseplan zu streichen, ist nicht neu, sondern im Gegenteil steinalt. Der englische Bestattungsunternehmer William Banting veröffentlichte die erste LowCarb-Ernährungsanweisung in den 1860er-Jahren, womit er sich den Doppeltitel »Urvater aller LowCarb-Diäten« und »Erster Bestseller der Diätratgeber« sicherte. Als Begründer der modernen kohlenhydratarmen Kost gilt Dr. Robert Atkins mit der gleichnamigen Diät aus den 1970er-Jahren, dessen Unternehmen in seiner Hypehochphase schätzungsweise Hunderte Millionen Dollar Umsatz generierte.

Inzwischen existieren eine Vielzahl an LowCarb-Diäten und -Ernährungsformen: LOGI, Strunz, South-Beach, Dukan, Montignac, Glyx, Ketogen und wie sie alle heißen, möchten alle einzigartig sein, basieren aber auf dem gleichen Prinzip: Mal mehr, mal weniger »gute und böse« Kohlenhydrate werden in unterschiedlichen »Phasen« mehr oder weniger streng vom Teller verbannt. Dabei existiert bis dato weder eine klare noch offiziell anerkannte Definition von LowCarb – gerade das ist ein außerordentlich dankbarer Status für findige Verkaufsstrategen. Ergo hausieren alle LowCarb-Ernährungsformen mit ihren ganz speziellen, frei erfundenen Zahlenspielereien, um sich zu profilieren, abzugrenzen und ihren Anhängern ein Alleinstellungsmerkmal vorzugaukeln, das ihr Produkt einzigartig macht. Das will jede der genannten LowCarb-Stile für sich reklamieren, denn sonst bräuchte es nur *eine* kohlenhydratreduzierte Ernährungsform im Markt, um der »carb guilt« zu huldigen. Von weniger als 120 Gramm Kohlenhydrate pro Tag bis runter zu 50 Gramm oder noch weniger ist bei diesen Diäten alles im LowCarb-Keto-Angebot enthalten.

Kein gesunder Mensch sollte auch nur ein Gramm seiner Nahrung wiegen oder gar zählen. Das ist völlig unnötig und kann zu Essstress oder schlimmstenfalls Essstörungen führen. Dennoch folgt nun – rein der Vollständigkeit und des besseren Verständnisses halber – ein kurzer Zahlenexkurs zur allgemein anerkannten »Volksdefinition« von LowCarb. Wer weniger als etwa 120 Gramm Kohlenhydrate am Tag zu sich nimmt, gehört zu den LowCarbern (die Durchschnittsaufnahme liegt bei circa 280 Gramm [1]). Dabei reduzieren die einzelnen Kostformen die Kohlenhydratzufuhr unterschiedlich stark nach unten, bis hin zu beinahe »NoCarb«, also zu einem Zustand, in dem keine Kohlenhydrate mehr »erlaubt« sind. Im Umkehrschluss bedeutet

LowCarb: Die Ernährung wird entweder zu einer Energiemangelversorgung führen, oder mehr Proteine und eine höhere Fettzufuhr kompensieren den »Kohlenhydratverlust«.

Falls Sie sich gerade fragen: »Ja, was essen die LowCarber dann anderes als Normalos?«, liefert folgende Studie von Oktober 2016 der British Dietetic Association die Antwort. Sie beginnt mit einer der Lieblingseinstiegsphrasen zahlreicher Ernährungsstudien: »However, little is known about ...« Man weiß – oder wusste bis zu dieser Studie – also wenig über das Studienziel, in diesem Fall: wie sich englische LowCarber in ihrem Essverhalten unterscheiden. Das Ergebnis: Nach statischer Angleichung der Studiengruppen hinsichtlich sozioökonomischem Status gab es nur eine Lebensmittelgruppe, bei der sich signifikante Unterschiede zeigten: rotes Fleisch. Die britischen Brot- und Pastameider konsumierten einfach mehr rotes Fleisch. Das war's. Klingt komisch, ist aber Ernährungswissenschaft [2].

Die These hinter LowCarb

Warum aber sollen »gesundheits- und figurbewusste« Menschen auf Kohlenhydrate verzichten und stattdessen mehr Eiweiß und Fette, insbesondere (studiengemäß) mehr rotes Fleisch, verspeisen? LowCarb liegt folgende These – oder besser Verkaufsförderungshypothese – zugrunde: Je weniger Kohlenhydrate verzehrt werden, desto weniger Insulin wird von der Bauchspeicheldrüse ausgeschüttet. Insulin schleust bei ausgewogenem Essverhalten Zucker (Glukose) aus der Blutbahn in die Körperzellen und senkt damit den Blutzuckerspiegel – denn bei »NormCarb« ist normalerweise Glukose der wichtigste Energielieferant des menschlichen Körpers: Ein durchschnittlicher Erwachsener benötigt im Ruhezustand etwa 200 g Glukose pro Tag – 75 % davon verbraucht allein das Gehirn [3]. Werden also kaum bis keine Kohlenhydrate verzehrt, schüttet der Körper auch kaum bis kein Insulin aus.

Dieses »Insulin-unten-Halten« durch Kohlenhydratrestriktion soll dafür sorgen, dass der Körper auf Fettverbrennung umstellt – denn Insulin wird gerne auch als »Masthormon« bezeichnet, da es als anaboles (aufbauendes) Hormon die Fettverbrennung hemmt. Kommt es nun zum Mangel an Kohlenhydraten, so wird nicht primär Glukose als Energielieferant in die Blutbahn gespeist, sondern die Stoffe, die beim Fettabbau entstehen, die Ketonkörper.

Stark vereinfacht, lässt sich dieser künstlich-selektiv herbeigefutterte Zustand in seiner Extremform mit dem unerwünschten Stoffwechsel eines Diabetikers vergleichen. Dessen Körper kann Glukose nicht mehr in die Zellen schleusen, weil entweder Insulin fehlt (Typ 1) oder Insulin die Schleuse zum Zellinneren nicht mehr öffnen kann (Typ 2) – als Notlösung zur Energieversorgung produziert der Zuckerkranke dann zwangsweise Ketonkörper, die man häufig auch riechen kann (der Diabetiker/Low-Carb-Atem riecht nach überreifen bis faulen Früchten mit leicht metallischer Note).

Die Urthese in Kurzform: wenig Kohlenhydrate = wenig Insulin = mehr Fettverbrennung. Durch die gesteigerte Fettverbrennung nimmt man ab – oder richtiger: soll man abnehmen, wir sprechen ja von einer These.

Durch diese Umstellung des Stoffwechsels soll außerdem die Insulinsensitivität verbessert werden, was bedeutet, dass die Zellen wieder sensibler werden für den »Zellentüröffner und Glukoseeinschleuser« Insulin – das wiederum soll der Gesundheit zuträglich sein und der Vorbeugung eines Typ-2-Diabetes dienen (obgleich LowCarb ja einen Diabetikerstoffwechsel »imitiert«). **LowCarb macht also schlank und hält gesund.** So weit zumindest die Wunschvorstellungen der Verkäufer von LowCarb-Büchern, -Kursen, -Pulvern und -Rezepten. Ob die gerade genannten hypothetischen Versprechungen unter Praxisbedingungen, also im wahren Leben, eingehalten werden konnten und können, das erfahren Sie in den folgenden Kapiteln.

Da Ernährungswissenschaften im Allgemeinen fast nur Hypothesen, Vermutungen und Spekulationen liefern und die daraus resultierenden »Vermutlich-möglicherweise-könnte«-Konjunktivismen des Ernährungsforschers täglich Brot darstellen, wird Ihnen das nächste Kapitel einen Einblick in die geheimnisumwobene Studienwelt der Ernährungswissenschaften liefern. Mit diesem Einblick in die fundamentalen Abläufe des Forschungszweigs Ernährung und der Kenntnis, wie Wissen zu gesunder Ernährung und Diäten generiert wird, sind Sie bestens gerüstet, um in die folgenden Kapitel einzusteigen, in denen der Behauptung »Gesund und schlank mit LowCarb« auf den (hohlen) Zahn gefühlt wird.

2

GLASKUGEL ERNÄHRUNGS-WISSENSCHAFT

Sie kennen sicher die gängigsten Regeln zur gesunden Ernährung: Obst und Gemüse sind gesund – davon soll man viel, am besten fünfmal am Tag, essen. Zucker macht dick, krank und süchtig. Fast Food auch. Ballaststoffe schützen vor Krebs. Vollkornbrot ist besser als Brot aus Weißmehl (denn da sind nur diese bösen leeren Kalorien drin). Limo und Cola sollten streng limitiert konsumiert werden, denn die machen nur dick, sonst nichts. Und natürlich: Eine vegetarische ist gesünder als eine fleischreiche Ernährung. Sicher haben Sie einige der genannten Ernährungs(nase)weisheiten erkannt. Wissen Sie auch, was sie alle – und jede weitere Regel und Erkenntnis zur »gesunden« Ernährung – gemeinsam haben? Allesamt sind sie frei erfunden. Klingt hart, ist aber so.

Beobachtungsstudien – gesunde Ernährung

Warum ist das so? Ernährungswissenschaft unterliegt aufgrund ihrer schwachen Studiengrundlage enormen Erkenntnisbeschränkungen – und so kann dieser Forschungszweig keine Beweise liefern, sondern ausschließlich Vermutungen, Hypothesen und Spekulationen. Denn das wissenschaftliche Fundament »moderner« Essforschung sind Beobachtungsstudien. Diese epidemiologischen Untersuchungen liefern jedoch nur Korrelationen (statistische Zusammenhänge), aber niemals Kausalitäten (Ursache-Wirkungs-Belege). Sowohl alle Regeln zur gesunden Ernährung als auch die Phalanx diverser Gesund-Essen-Ratschläge, die tagtäglich durch die Medien geistern, basieren auf Beobachtungsstudien und den daraus extrahierten wachsweichen Korrelationen.

Das Wissen, was es mit diesen Studien auf sich hat, erleichtert das Verständnis des Kapitels »Gesundheitsmärchen Low-Carb« (siehe auch Infokasten »Interventionsstudien/Beobachtungsstudien«).

RCTs – Arzneikost

In Einzelfällen werden in der Ernährungsforschung auch randomisierte kontrollierte Studien (*randomised controlled trials*, RCT) durchgeführt. Diese Studien sind der Goldstandard und können – wenn sie gut konzipiert sind und richtig durchgeführt und ausgewertet werden – kausale Zusammenhänge zu Ursache und Wirkung liefern. Zu RCTs greift man im Ernährungsbereich dann, wenn bei kranken Menschen zwei unterschiedliche Ernährungsformen auf ihre »Wirksamkeit« untersucht werden sollen. Beispielsweise werden Antworten gesucht auf Fragen wie »Leben die Menschen länger, haben sie weniger Schlaganfälle und Herzinfarkte oder treten weniger Krebsfälle auf?«. »Harte Endpunkte« nennt man das. Diese Studien sind Mangelware und, wenn vorliegend, nur von schwacher Aussagekraft, denn ihre Durchführung ist stets auf nur wenige Ernährungsfälle limitiert. Elementare Kenntnisse, was es mit diesen Studien auf sich hat, sind eine gute Grundlage zum schnellen Verständnis des Kapitels »LowCarb als Arzneikost?«.

Interventionsstudien = Kausalitäten und Beweise

Mit Interventionsstudien werden in der Regel neue Behandlungen auf ihre Wirksamkeit und Sicherheit überprüft. Vier wesentliche Charakteristika garantieren eine hohe Aussagekraft dieser Studienart:

Kontrollgruppe, Placebo, Verblindung und Randomisierung.

Eine randomisierte kontrollierte Studie (RCT), die all diese vier Kriterien vollumfänglich erfüllt, liefert die besten und damit validesten (verlässlichsten) Ergebnisse zur Wirksamkeit von Therapien.

Kontrollgruppe und Placebo

Bei klinischen Interventionsstudien erhält die Kontrollgruppe eine andere Therapie als die Interventionsgruppe – das ist die Gruppe mit der neuen Therapie, deren Wirksamkeit überprüft wird. Die Kontrollgruppe ist essenziell, um die tatsächliche Wirksamkeit der »Intervention« (also der neuen Therapie) zu bewerten. Die Probanden der Kontrollgruppe können auch ein Placebo, ein wirkungsfreies Scheinmedikament, erhalten. Eine richtig gute Studie wird dreiarmig durchgeführt: Intervention, Kontrollgruppe, Placebogruppe.

Für eine Studie in Bereich Ernährung würde dies bedeuten: Vegetarier (Intervention), Fleischesser (Kontrollgruppe), Fleischplaceboesser (Placeboesser) sind die drei Arme der Studie.

Verblindung

Wird eine Interventionsstudie mit Kontrollgruppen »doppelblind« durchgeführt, dann bedeutet das, weder der behandelnde Arzt noch der Patient hat Kenntnis darüber, welches Studienmedikament die Teilnehmer erhalten. Beide Seiten wissen also nicht, wer im zum Studienarm der Interventions- und wer zum Arm der Kontrollgruppe gehört. Die Verblindung sorgt dafür, dass keine Wünsche, Hoffnungen oder Erwartungen in die neue Therapie (Intervention) die Ergebnisse beeinflussen.

Relevanz der Verblindung für die oben genannte dreiarmige Ernährungsstudie: Wie soll man ein Nahrungsmittel oder gar einen ganzen Ernährungsstils »verblinden«? Schwer machbar, oder? Essen sieht, riecht und schmeckt man nun mal.

Randomisierung

Darunter versteht man die zufällige Verteilung der Studienteilnehmer in die verschiedenen Gruppen (Interventions-, Kontroll-, Placebogruppe). Die einzelnen Studiengruppen zu randomisieren ist absolut essenziell, um eine Vergleichbarkeit der Studiengruppen zu gewährleisten und Verzerrungen und Scheinbeziehungen zu minimieren – denn die Randomisierung sorgt dafür, dass bekannte und unbekannte Störfaktoren (»Confounder«) möglichst gleichmäßig auf die Behandlungs-/Interventions- und die Kontrollgruppe verteilt sind. Nur diese Zufallsverteilung gewährleistet, dass die Teilnehmer in allen Gruppen ähnliche Eigenschaften haben und die Ausgangssituation in den beiden Gruppen möglichst vergleichbar ist.

Relevanz der Randomisierung für die oben genannte dreiarmige Ernährungsstudie: Wie würde wohl ein Vegetarier reagieren, der für zehn Jahre in die Kontrollgruppe (Fleischesser) randomisiert wird? Und ein Steak-Aficionado, der Teilnehmer der Intervention (Vegetarisch) werden soll. Die Placeboprobanden fragen wir besser erst gar nicht …

Fazit: RCTs von höchster wissenschaftlicher Qualität sind zur Klärung der Gretchenfrage »Was ist gesunde Ernährung?« nicht durchführbar!

Beobachtungsstudien = Korrelationen und Hypothesen

Mit Beobachtungsstudien lassen sich Zusammenhänge erkennen, die dann in einer Interventionsstudie (klinische Studie) auf ihre tatsächliche Beziehung überprüft werden müssen: Liegt nur eine Korrelation vor oder gar eine echte Kausalität?

Bei Beobachtungsstudien gibt es keine gezielte »Intervention«, also keine Verabreichung einer Therapie. Die Forscher beobachten lediglich, dokumentieren und verknüpfen abschließend statistische Zusammenhänge, und das über mehr oder wenige lange Zeiträume von Monaten bis Jahrzehnten.

Vor Durchführung einer Beobachtungsstudie wird festgelegt, welche Behandlung oder Ernährungsform in Zusammenhang mit welchem Ereignis (Krankheit, Tod) beobachtet werden soll. Mehrere Studienarten kommen dafür in Betracht. Die gängigsten sind:

Prospektive / Retrospektive Kohortenstudien und Fall-Kontroll-Studien

Fall-Kontroll-Studie

Das ist eine retrospektive Beobachtungsstudie. Retrospektiv bedeutet, dass die Forscher bereits vorliegende Daten auswerten und Zusammenhänge neu verknüpfen. Im Bereich

Ernährung schaut man beispielsweise in medizinischen Unterlagen nach, was Menschen gegessen und getrunken haben, die an Krebs oder Herzerkrankungen leiden. Eine Ursache-Wirkungs-Beziehung lässt sich daraus nicht ableiten.

Kohortenstudie

Fundament der Ökotrophologie stellen prospektive Beobachtungsstudien dar, bei denen eine Gruppe von Menschen (Kohorte) auf bestimmte Lebensweisen oder Therapien beobachtet werden. Prospektiv bedeutet »in die Zukunft«. In einer prospektiven Kohortenstudie wird die Teilnehmergruppe demnach über mehrere Jahre fortlaufend beobachtet. Eine Ursache-Wirkungs-Beziehung lässt sich auch damit nicht belegen.

Fazit: Beobachtungsstudien liefern statt Beweisen nur Hypothesen. Diese Studien sind daher nicht geeignet, um aus ihren Daten präventive oder therapeutische Empfehlungen abzuleiten.

Vergleichsstudien – Diätwirksamkeit

Mischformen aus Beobachtungsstudien und RCTs kommen oftmals zum Einsatz, wenn Erkenntnisse zur unterschiedlichen Effizienz verschiedener Diäten zur Gewichtsreduktion gewonnen werden sollen. Mal werden die Diätler bzw. die erhobenen Daten einfach nur beobachtet, mal werden sie nach den Kriterien der RCTs (siehe Infokasten »Interventionsstudien/Beobachtungsstudien«) in unterschiedliche Gruppen eingeteilt. Die Ergebnisse solcher Studien sind Grundlage der Daten im Kapitel »Abnehmlüge LowCarb«.

Fundamentale Lücken im Fundament des Wissens

Beobachtungsstudien bilden das Fundament aller Ernährungserkenntnisse. Da Funktionäre und Gesundheitsapostel diese Studien massiv überbewerten (müssen), damit sie ihr vermeintlich valides Wissen unters Volk bringen können, schauen wir uns diese Studienform einmal näher an. Es folgt ein sehr vereinfachtes Beispiel, das gleich zwei Fliegen mit einer Klappe schlägt: Zum einen erfahren Sie, wie Beobachtungsstudien funktionieren und Ernährungs(halb)wissen kreiert wird. Zum anderen wird Ihnen klar, wie diese schwachen Daten als Pseudowahrheiten in die Köpfe der Menschen gehämmert werden. Nun stellen Sie sich vor, Sie schauen »Die Sendung mit der Maus«: Wie funktioniert eigentlich eine Beobachtungsstudie?

SO WIRD ESS-WAHRHEIT »GENERIERT«

Der Forscher Franz-Ferdinand und seine Kollegen verteilen einen Fragebogen an 100.000 Menschen. Darin fragen sie: »Was haben Sie in den letzten zwei Wochen alles gegessen und getrunken? Bitte notieren Sie es so genau wie möglich.« Die Studienteilnehmer (auch Probanden genannt) überlegen erst einmal: »Was habe ich denn eigentlich alles so gegessen und getrunken?« Dann schreiben sie auf, woran sie sich noch erinnern können. Alles wissen sie natürlich nicht mehr – macht nix, da denken sie sich einfach was aus und schreiben auf, »was ich halt oft so esse«. Aber Achtung: Manche der Befragten lügen dabei auch ein klein bisschen, denn sie denken: »Das Jägerschnitzel mit Kroketten war aber bestimmt ungesund, das lass ich mal lieber weg« oder: »Ich schreibe besser noch eine Birne und eine Kiwi dazu, weil Obst ja so gesund ist«. So etwas machen die Leute, wenn sie ein schlechtes Gewissen haben – weil sie glauben: »Ich esse gar nicht so gesund, wie die Ernährungsexperten das eigentlich wollen. Aber das müssen die ja nicht so genau wissen.«

HER MIT DEN (FALSCHEN?) DATEN!

Forscher Franz-Ferdinand und seine Kollegen sammeln die ausgefüllten Fragebögen dann wieder ein – und stehen direkt vor einem dicken Problem: Sie wissen nicht, ob das, was die Leute in die Fragebögen geschrieben oder angekreuzt haben, auch wirklich der Wahrheit entspricht. Franz-Ferdinand ist sich zwar bewusst, dass seine Datengrundlage falsch sein kann – das weiß er aus Erfahrung, er erforscht immerhin schon seit ein paar Jährchen, was die Leute auf ihren Tellern haben. »Das ignorieren wir einfach«, denken er und seine Forscherfreunde, »es geht bei uns in der Ernährungsforschung eben nicht anders.« Die ausgefüllten Fragebögen wandern dann ins Depot seines Instituts. Zehn Jahre gehen ins Land ... Nun, eine Dekade später befragt er dieselben 100.000 Studienteilnehmer erneut, aber dieses Mal will er wissen: »Welche Krankheiten wurden bei Ihnen in den letzten zehn Jahren diagnostiziert?« Bedauerlicherweise können nicht mehr alle antworten, denn 1.500 Probanden sind inzwischen leider verstorben. Die anderen haben den Forschern ihre Krankheiten mitgeteilt. Nun liegen ihnen zwei Fragebögen vor: einer zur Ernährung und ein zweiter mit den Krankheiten. »Jetzt wird's spannend«, freut sich Franz-Ferdinand.

GLASKUGEL IN DER HAND, WER ISST AM GESÜNDESTEN IM GANZEN LAND?

Denn »Eff-Eff«, wie ihn seine Forscherkollegen kurz nennen, holt nun die alten Fragebögen hervor und vergleicht sie mit den neuen Kranksheitsdaten: »Wer hat was gegessen und getrunken, und wer hat welche Krankheit?« Diese Daten verknüpfen die Forscher ... und dabei *beobachten* sie, dass die Leute, die die meisten Frikadellen und Wurstbrote gegessen haben, am häufigsten unter der Zuckerkrankheit leiden. »Das ist ja interessant«, denkt sich Eff-Eff und sagt seiner Presseabteilung: »Schreiben Sie dazu mal eine Meldung, damit wir mit dieser Nachricht in die Medien kommen!« Gesagt, getan und an die Redaktionen verschickt: »Wurstbrote erhöhen Diabetesrisiko!«, prangt es in großen Lettern in der Pressemitteilung. Eff-Eff ruft auch den Wissenschaftsredakteur einer großen Zeitung an: »Wir haben was sehr Wichtiges erforscht: Wurstbrot macht zuckerkrank!« Die

Forscher wissen natürlich, dass es mit Sicherheit andere Gründe hat, warum die Frikadellen- und Wurstbrotfreunde häufiger »Zucker« haben – nur kennen sie die genauen Gründe selber nicht. Aber wer kennt die schon? »Das ist auch egal, wir haben mit viel Aufwand und für teuer Steuergeld genau diesen Zusammenhang erforscht, und nun stehen wir damit in der Zeitung, das ist doch toll – dann bekommen wir vielleicht noch mehr Geld vom Staat, um noch mehr daran zu forschen, was denn eigentlich der Grund für unsere Entdeckung ist!«

MÜSLI MORTALE!

Einige Wochen später schaut sich Franz-Ferdinand seine Fragebögen noch einmal genauer an, meldet sich wieder bei dem Zeitungsredakteur und sagt zu ihm: »Wissen Sie was? Müsli erhöht das Sterberisiko!« Der verdatterte Redakteur fragt: »Warum denn das? Müsli ist doch so gesund?« Aber mit »gesund« und »Ernährung«, ja, das ist so eine Sache. Die eine Studie zeigt dies, die andere jenes. Eff-Eff: »Viele unserer Studienteilnehmer sind ja bereits tot. Unsere Untersuchungen haben gezeigt, dass die früh Verstorbenen am häufigsten Müsli gefrühstückt haben – wer also oft Müsli isst, der stirbt früher! Das müssen wir auf jeden Fall weiter erforschen, um diesen Zusammenhang genauer zu analysieren!« So recht glaubt der Redakteur nicht an diese Entdeckung. Aber weil Franz-Ferdinand und seine Forscherkollegen ja Wissenschaftler sind, schreibt er das trotzdem so in der Zeitung – weil er sich aber nicht wirklich sicher ist, fügt er dazu: »Wissenschaftlich beweisen lässt sich dieser beobachtete

Zusammenhang ›Müsli erhöht Sterberisiko‹ jedoch nicht. Daher fordern Prof. Franz-Ferdinand und sein Team weitere Studien, um das Todesrisiko für Müsliesser noch besser zu erforschen.«

IMMER WEITER, IMMER WEITERE STUDIEN ...

Franz-Ferdinand reibt sich die Hände! Er freut sich, denn vielleicht gibt es bald frisches Geld vom Staat, weil der sich ja um seine Bürger sorgt. Und alles, was gefährlich ist, muss erforscht werden. Das Problem ist aber nun: Viele Leser der Zeitung haben jetzt Angst vor ihrem Müsli am Morgen – und das völlig zu Unrecht. Warum? Weil diese Studie außer einer Korrelation nichts ergeben hat. Weder liegt ein wissenschaftlicher Beweis vor, dass Wurstbrot Diabetes verursacht, noch, dass Müsli das Mortalitätsrisiko erhöht. Die Ursachen dieser statistischen Zusammenhänge sind: unbekannt. Und das ist immer so bei Ernährungsbeobachtungsstudien. Denn ob jemand gesund bleibt oder erkrankt, früh stirbt oder alt wird, das hängt nicht entscheidend von seinem Wurst- oder Müslikonsum oder anderen Ernährungsfaktoren ab, sondern von einem komplexen und dynamischen Lebensstilgeflecht aus Genen, Umwelt, Arbeit und sozialem Status, gesellschaftlicher Einbindung und Akzeptanz, sexueller und psychischer Zufriedenheit, Stresslevel und Entspannungsfähigkeit und vielen weiteren individuellen Faktoren mehr.

Wie stets in der Ernährungsforschung lautet daher auch bei Forscher Eff-Eff und seinem Team das »ökotrophologische Universalcredo«: Nichts Genaues weiß man nicht! Einen der Hauptgründe für dieses nebulöse Wissen um den Gesundheits- oder Schadwert von Nahrung wiederholte Professor Hans-Georg Joost, früherer Direktor des Deutschen Instituts für Ernährungswissenschaft (DIfE), bei der Vorstellung des »Aktionsplans Ernährungsforschung« im Juni 2013: Im Bereich der Ernährung gebe es zwar viele Korrelationen, sehr häufig fehle aber der Beweis für einen Ursache-Wirkungs-Zusammenhang (Kausalitätsnachweis) [1]. Genau so sieht es aus. Und das sieht nicht nur Joost so. Lassen wir zum Abschluss des Kapitels namhafte deutsche und österreichische Wissenschaftler zu Wort kommen.

»Bemitleidenswerte Ernährungsforschung«

Der desolate Zustand ökotrophologischer (ernährungswissenschaftlicher) Forschung ist in der Fachwelt schon lange bekannt. So erklärte der Direktor des deutschen Cochrane-Zentrums, das die Qualität wissenschaftlicher Studien bewertet, Prof. Gerd Antes bereits 2011: »Die Ernährungswissenschaften sind in einer bemitleidenswerten Lage. Studien in diesem Bereich sind von vielen unbekannten oder kaum messbaren Einflüssen abhängig. Deswegen gibt es immer wieder völlig widersprüchliche Ergebnisse.« [2] Nur ein Jahr später ergänzte sein »Studienbewertungskollege« vom staatlichen Institut für Qualität und Wirtschaftlichkeit im Gesundheitswesen (IQWiG), Dr. Klaus Koch, zur Kernschwäche von Ernährungsbeobachtungsstudien: »Epidemiologische Studien können normalerweise keine Beweise liefern. Punkt.« [3] Daher ist für Prof. Gabriele Meyer, ehemalige Vorsitzende des Deutschen Netzwerks Evidenzbasierte Medizin (DNEbM e.V.) und aktuell Mitglied im Sachverständigenrat von Bundesgesundheitsminister Hermann Gröhe, klar: »Beobachtungsstudien sind nicht geeignet, präventive oder therapeutische Empfehlungen abzuleiten.« [4] Einer der Gründe wurde bereits genannt: Beobachtungsstudien liefern ausschließlich Korrelationen (statistische Zusammenhänge), jedoch niemals Kausalitäten (Ursache-Wirkungs-Beziehungen/Beweise). Meyers Nachfolgerin als Vorsitzende des DNEbM e.V., die an der Universität Hamburg lehrende Gesundheitswissenschaftlerin Prof. Ingrid Mühlhauser, erklärte Mitte 2016: »Zusammenhänge zu beobachten heißt noch nicht, Ursachen zu erkennen.« [5]

Auch in zahlreichen wissenschaftlichen Publikationen wurde jüngst immer wieder auf die systemimmanente Kernschwäche der Ernährungsforschung hingewiesen: Viele ihrer Ergebnisse seien »völlig unglaubwürdig« – und auch eine »weitere Million Beobachtungsstudien« würde keine endgültigen Lösungen liefern [6]. Aufgrund zahlreicher Schwächen dieser Untersuchungen werden Politiker zu »größerer Vorsicht bei Ernährungsempfehlungen« angemahnt, da diese primär auf Beobachtungsstudien basieren, die nicht durch klinische Studien bestätigt wurden [7].

»Nicht genügend wissenschaftliche Evidenz«

Dementsprechend war es nur eine Frage der Zeit, bis im Februar 2016 Prof. Peter Stehle, Präsidiumsmitglied der Deutschen Gesellschaft für Ernährung offenbarte, dass die Ernährungsforscher ein Problem haben: »Wir können nicht genügend wissenschaftliche Evidenz liefern.« Denn das sei »tatsächlich schwierig, das Liefern von Belegen«. Die beobachteten Ergebnisse der Ernährungsforschung seien daher »argumentativ natürlich sehr, sehr schwach. Aber das war immer so und wird so bleiben.« Denn mit Blick auf Studien, die harte Evidenz, also Beweise, für beispielsweise gesunde Ernährung liefern, erklärt er: »Solche Interventionsstudien wird es nie geben.« Auch hinsichtlich der Frage, wie hoch der Einfluss der Ernährung auf die Gesundheit (Verfassung) ist, spricht Stehle Klartext: »Das lässt sich nicht quantifizieren. Niemand weiß das.« [8]

»Gesunde Ernährung? Kann man nicht so genau definieren«

Ach, wie gut, dass jemand weiß, warum das niemand weiß – nämlich der wissenschaftliche Vorstand des Deutschen Instituts für Ernährungsforschung (DIfE), Prof. Tilman Grune, der im August 2016 erklärte: »Gesunde Ernährung kann man gar nicht so genau definieren.« [9] Sein Kollege Medizinprofessor Achim Bub vom Max-Rubner-Institut (MRI), dem Bundesforschungsinstitut für Ernährung und Lebensmittel mit Sitz in Karlsruhe, brachte es nur einen Monat später auf den Punkt: »Wir wissen herzlich wenig über Ernährung.« [10] Dr. Walter Burghardt, Ernährungsmediziner am Universitätsklinikum Würzburg und Vorstandsmitglied im Bundesverband deutscher Ernährungsmediziner, konkretisierte kurz danach: »Wissen wir denn tatsächlich so genau, was wir brauchen? So weit ist die Medizin noch nicht.« [11]

Dieses Kernproblem des »fehlenden Wissens« ist grenzübergreifend bekannt und benannt. »Einerseits wird ständig propagiert, wie wichtig eine gesunde Ernährung ist. Auf der anderen Seite hat die Ernährungswissenschaft bis heute keine schlüssigen Studien für die optimale Ernährung vorgelegt«, mahnt Prof. Jürgen König, Leiter des Departments für Ernährungswissenschaften der Universität Wien, im Oktober 2016 [12]. Sein Kollege Prof. Gerald Gartlehner, Leiter des Departments für Evidenzbasierte Medizin (EbM) der Donau-Universität Krems, erklärt die zwei wesentlichen Gründe für diesen Mangel an schlüssigen Studien: »Gute Ernährungsstudien sind sehr schwierig durchzuführen, da viele unterschiedliche Faktoren einen Einfluss haben und das Ergebnis verzerren können. Wir wissen etwa, dass Menschen, die sich ausgewogen ernähren, auch eher Sport treiben und mehr auf ihre Gesundheit achten. Zudem fehlt es in diesem Bereich an finanzieller Power.« [13]

»Folgen Sie dem Gespür für den eigenen Körper«

Dementsprechend dünn fällt das Fazit zu gesunder Ernährung von Experten der Hochschule Fulda aus: So erklärte Prof. Christoph Klotter: »Meiner Meinung nach kann heutzutage ohnehin keine allgemeine Ernährungsempfehlung mehr ausgesprochen werden. Jeder Organismus verstoffwechselt Nahrung unterschiedlich.« [14] Seine Kollegin Prof. Jana Rückert-John ergänzte: »Was am Ende dann bleibt, ist, sich ausgewogen zu ernähren.« Dabei solle man von allem essen und die »Lust und den

Spaß am Essen im Zuge des ganzen Gesundheitswahns nicht verlieren«. [15] Wie einfach das geht, erläuterte Dr. Margareta Büning-Fesel, ehemals Vorstand des inzwischen aufgelösten aid infodiensts und seit Februar 2017 Leiterin des von Bundesminister Christian Schmidt neu gegründeten »Bundeszentrums für Ernährung«, im Mai 2016: »Ich bin überzeugt davon, dass jeder Mensch in der Lage ist, die für ihn beste Ernährung für sich zu entdecken. In erster Linie sollte man dabei seinem Geschmack folgen. Und dem Gespür für den eigenen Körper.« [16] Im März 2017 ergänzte Büning-Fesel die eigentliche Gretchenfrage und »die sollte sein: Was ist gut für mich – und was nicht?« [16.1] Hingegen sollten »gesundheitsbezogene Aussagen über Ernährung stets mit einer gesunden Portion Skepsis betrachtet werden«, meint Dr. Rainer Spenger, Geschäftsführer des österreichischen Vereins für Konsumenteninformation (VKI) [13].

Mit diesem Wissen zum Nichtwissen zu gesunder Ernährung sind Sie nun bestens vorbereitet für die kommenden LowCarb-Entzauberungskapitel.

Breaking News!

Wir sind im postfaktischen Zeitalter angekommen! Ende 2016 hatte eine Vokabel Hochkonjunktur: postfaktisch. Dieser Begriff, von der Gesellschaft für deutsche Sprache zum »Wort des Jahres 2016« gekürt, beschreibt Zeiten, in denen sich die Menschen in ihrer Wahrnehmung und Realitätsfindung nicht mehr nach wissenschaftlichen Evidenzen, also harten, bewiesenen Fakten, richten, sondern von Gefühlen leiten lassen. Doch diese gefühlte Realität namens »Postfaktizität« ist alles andere als neu – und den allerlängsten weißen Bart hat die Realität zu gesunder Ernährung. Die Wahrnehmung und das Wissen zu gesunder Ernährung sind postfaktisch in Reinstform – denn hier dominieren Glaube und Emotion, Wille, Wunsch und Wahn über Wirklichkeit und Wissen, über Evidenz. Und das schon seit Jahrzehnten, de facto seit es die Ernährungsforschung samt Ernährungs-PR(opaganda) gibt.

Fazit: Ernährungsforschung kann aufgrund massiver Limitierungen von Beobachtungsstudien keine Beweise für gesunde Ernährung liefern. Niemand weiß, was gesunde Ernährung sein soll. Es gibt so viele gesunde Ernährungen, wie es Menschen gibt, denn: Jeder Mensch is(s)t anders.

Korrelationen – wichtig oder nichtig?

Auf Basis ihrer eigenen Ergebnisse weisen kritische Studienleiter in ihren Studien immer häufiger gleich auf gravierende Grundsatzprobleme der Ernährungswissenschaften hin. Zum einen sei es unmöglich, die »Wirkung« einzelner Nahrungsfaktoren isoliert von der Gesamternährung und Lebensstilfaktoren zu analysieren. Zum anderen seien Ernährungsbeobachtungsstudien anfällig für Verzerrungen und ließen Forschern die Möglichkeit zur Manipulation [1]. Dazu bieten nicht selten die Myriaden diverser Korrelationen eine perfekte Spielwiese, mit denen sich gewünschte »Wahrheiten« einfacher »modellieren« lassen. »Um eines der zentralen Probleme beim Nachweis der Wirksamkeit zu umgehen, nämlich Kausalität zu belegen, wird genau diese als unnötig ›wegdefiniert‹. Das Zeitalter der Kausalität liegt hinter uns, wir befinden uns bereits im Zeitalter der Korrelationen«, mahnte der »Hüter wissenschaftlicher Evidenz«, Prof. Gerd Antes, Deutscher Cochrane-Direktor [2]. Da frohlockt die Deutsche Gesellschaft für Ernährung (DGE e.V.), ein überwiegend aus Steuermitteln finanzierter gemeinnütziger Verein, denn für die Ernährungsregelerfinder sind Beobachtungsstudien eine »wichtige Grundlage für die Ableitung evidenzbasierter Empfehlungen für die Bevölkerung« zur »Prävention ernährungsmitbedingter Krankheiten« [3]. Doch damit widerspricht die DGE »ehernen Forschungsgesetzen«, wonach sich aus Ernährungsbeobachtungsstudien (epidemiologische Studien) keine Beweise für Ursache und Wirkung ableiten lassen, sondern ausschließlich statistische Zusammenhänge, die – Sie wissen es bereits – immer nur Vermutungen zulassen. An dieser Stelle sei noch einmal an die Worte der früheren Vorsitzenden des Deutschen Netzwerks Evidenzbasierte Medizin (DNEbM), Prof. Gabriele Meyer, erinnert: »Beobachtungsstudien sind nicht geeignet, präventive oder therapeutische Empfehlungen abzuleiten.«

Korrelationen: Viel Rauch ums Rauchen

Gewiefte Kenner der Materie kontern die Korrelationskritik gerne mit der Weisheit: »Ja, aber auch das Lungenkrebsrisiko durch Rauchen wurde durch Korrelationen aufgedeckt! Also sind Korrelationen wichtig!« So ist es, statistische Zusammenhänge sind wichtig, um Ursache-Wirkungs-Beziehungen auf die Spur zu kommen. Dazu braucht man viele Einzelstudien, die dann zusammengefasst ausgewertet werden. Um auf Basis dieser Metaanalysen eine Kausalhypothese formulieren zu können, müssen drei Kriterien erfüllt sein: Es müssen **starke Korrelationen** vorliegen, klare **Dosis-Wirkungs-Beziehungen** erkennbar sein, und die Ergebnisse zahlreicher Einzelstudien müssen **einheitlich** sein. In den meisten Ernährungsmetaanalysen jedoch sind die Korrelationen schwach, ist eine klare Dosis-Wirkungs-Beziehung nicht erkennbar, und die Ergebnisse der Einzelstudien sind uneinheitlich.

Im Bereich der Ernährungsstudien zeigen die schwachen Korrelationen in der Regel relative Risiken im Bereich von 1,XX, also eine relative Erhöhung der Wahrscheinlichkeit von 1 % (1,01) bis zu maximal 99 % (1,99). Das klingt viel, ist es aber nicht. Bleiben wir beim Beispiel Rauchen: Im Durchschnitt liegt das beobachtete relative Risiko (RR) bei allen Rauchern bei 14 (immer in Relation zu 1, also normales Durchschnittsrisiko, hier das eines durchschnittlichen Nichtrauchers). Starke Korrelationen liefern starke Raucher (mehr als 25 Zigaretten pro Tag) mit einem relativen Risiko von **25,1 (+2510 % !).** Die Stärke der Beziehung beider Faktoren Rauchen und Lungenkrebs ist demnach extrem ausgeprägt. Hinzu kommt eine sehr deutliche Dosis-Wirkungs-Beziehung [4].

Wenn Ihnen also künftig ein Ernährungsapostel die »Rauchkorrelation« als Rechtfertigung seiner Ernährungs(nase-)weisheiten auftischen möchte, dann haben Sie jetzt die richtigen Gegenargumente zur Hand. Zum Abschluss dieses Kapitels hier zwei weitere kleine amüsante Beispiele:

Chips senken Blutdruck!

»Kartoffeln begünstigen Bluthochdruck« oder »Können Kartoffeln den Blutdruck steigern?«, fragten (sich) zahlreiche Medien Mitte 2016, nachdem eine weitere der Myriaden Beobachtungsstudien den Zusammenhang zwischen Kartoffelprodukteverzehr und Hypertonie (Bluthochdruck) untersucht hatte. Amerikaner, die pro Woche mindestens viermal Kartoffeln (gebacken, gekocht, als Brei) aßen, erkrankten später zu 11 % (RR 1,11) häufiger an Bluthochdruck als jene Probanden, bei denen Kartoffeln sehr selten (weniger als eine Portion pro Monat) auf dem Speiseplan standen. Bei den »bösen« fettigen, gesalzenen Pommes zeigte sich gar ein »beindruckendes« RR von 1,17. Der Clou der Studie aber war: Kartoffelchips »schützten« mit einem RR von 0,97 (also 3 % niedriger) tendenziell vor hohem Druck in den Adern! Auch daran sieht man wieder einmal mehr: Ernährungsstudien mit sehr schwachen Korrelationen, die mal in die eine und mal in die andere Richtung »zittern«, liefern nichts anderes als Füllmaterial für die Altpapiertonne. Der Autor eines Kartoffelstudienartikels formuliert es im *Deutschen Ärzteblatt* etwas höflicher: »Die Studie zeigt, dass das Instrument von prospektiven Beobachtungsstudien nur sehr bedingt in der Lage ist, risikoreiche Nahrungsmittel zu identifizieren.« [6]

Nüsse schützen vor allem vor allem!

Stellen Sie sich vor, fleißige Pharmaforscher würden sich vor die versammelte Weltpresse stellen und in die Mikrofone der Medien posaunen: »Wir haben einen wahrhaften Wunderheilwirkstoff erfunden, der das Risiko von:

- koronarer Herzkrankheit um 29%
- Schlaganfall um 7%
- Herz-Kreislauf-Erkrankungen insgesamt um 21%
- Krebssterblichkeit um 15%
- Diabetes um 39%
- Infektionen sogar um 75%
- Sterblichkeit an Atemwegserkrankung um 52% und
- die Gesamtsterblichkeit um 22%

senkt!« Bamm! Was für ein Arzneimittel!

Wie hoch wäre wohl die Glaubwürdigkeit? 0,0 Prozent. Die Wissenschaftler würden ausgelacht. Keiner würde das glauben.

Doch es geht, es geht sogar viel einfacher: Nüsse essen! Denn genau obige »Risikoreduktionen« durch den Verzehr von bis zu 20 Gramm Nüssen am Tag kolportierte – saisonal passend im Dezember 2016 – eine Publikation, die zahlreiche Beobachtungsstudien zusammenfasste [7]. Die Nuss als lebensverlängerndes Allheilmittel. Mit Ge-Nuss zu Gesundheit, könnte man kalauern. Wie gemacht für die Vorweihnachtszeit – also ran die Teller und Tüten! So konnten weder die seriöse *Frankfurter Allgemeine Zeitung* noch *Das Deutsche Ärzteblatt*, Deutschlands Ärztezeitschrift Nummer eins, einer entsprechend euphorischen Headline widerstehen: »Leute, knabbert euch gesund« [8] und »Verzehr von Nüssen vermeidet Herz-Kreislauf-Erkrankungen und Krebs« [9] ließen sie ihre gutgläubigen Leser glauben. Nun gut, Weihnachten ist ja auch das Fest des Glaubens … Nur die *Süddeutsche Zeitung* erwies sich als Spielverderber und Nuss(mythos)knacker in einem, denn ihr Kommentar anlässlich der neuesten

»Stuss mit Nuss«-Studie passte so gar nicht ins Bild: »Was für ein herrlicher Unsinn! Schafft bitte die Ernährungswissenschaften ab. Das ist nämlich keine Wissenschaft.« [10]

[1] »Red Meat and Colorectal Cancer: A Quantitative Update on the State of the Epidemiologic Science«, *The Journal of the American College of Nutrition* 5, 2015, 1–23

[2] G. Antes, »Big Data und Personalisierte Medizin«, *Deutsches Ärzteblatt*, Heft 15, 15.04.2016, 712–13

[3] »Unter Beobachtung: Ernährungsforschung mit der Bevölkerung«, Deutsche Gesellschaft für Ernährung, Pressemeldung, 21.3.2013

[4] »Mortality in Relation to smoking: 20 years' observation on male british doctors«, *British Medical Journal* 2, 25.12.1976, 1525–36

[5] »Potato intake and incidence of hypertension: results from three prospective US cohort studies«, *British Medical Journal* 353, 17.05.2016, i2351

[6] »Können Kartoffeln den Blutdruck steigern?«, *Deutsches Ärzteblatt online*, 20.06.2016

[7] »Nut consumption and risk of cardiovascular disease, total cancer, all-cause and cause-specific mortality: a systematic review and dose-response meta-analysis of prospective studies«, *BMC Medicine* 14, 2016, 207

[8] »Leute, knabbert euch gesund«, *Frankfurter Allgemeine Zeitung online*, 06.12.2016

[9] »Verzehr von Nüssen vermeidet Herz-Kreislauf-Erkrankungen und Krebs«, *Deutsches Ärzteblatt online*, 07.12.2016

[10] »Stuss mit Nuss«, *Süddeutsche Zeitung online*, 09.12.2016

3

GESUNDHEITS-MÄRCHEN LOWCARB

Sie sehen, Ernährungsforschung kann keine Beweise für gesunde oder kranke Ernährung liefern. Als kritischer Geist fragen Sie sich nun bestimmt: Warum lese und höre ich dann überall von gesunder Ernährung? Warum erzählen mir die Vegetarier genauso wie die Steinzeitköstler (Paleos) und besonders die Veganer, dass gerade ihre spezielle Ernährungsweise die gesündeste sei? Aus welchem Grund werden Kohlenhydrate, besonders die »bösen leeren« in Weizen, Brot und Pasta, als »Krank- und Dickmacher« gebrandmarkt? Wieso gibt es so viele Bücher und Artikel, die der »Gesundkraft« von LowCarb huldigen?

Die Antwort ist einfach: weil Ernährungswissenschaft der »philanthropische« Forschungszweig schlechthin ist – denn es ist für alle Menschen etwas dabei, es existieren Korrelationen in alle Himmelsrichtungen. Jeder nur erdenkliche »Besser-Esser«-Stil findet Studien, die genau seine gewünschten Korrelationen liefern und seine Versprechungen »wissenschaftlich bestätigen«. Ernährungsbeobachtungsstudien gibt es eben wie Sand am Meer. Daher können auch LowCarb-Verfechter auf genug Daten zurückgreifen, mit denen sie ihr »Gesundheitsmärchen LowCarb« zusammenbasteln und auf die sie ihre dementsprechend einseitige Kommunikation ausrichten.

Hier ein paar Beispiele aus der emotional hoch aufgeladenen Fleischfrei-Gemeinde für die Verfügbarkeit, gezielte Auswahl und einseitige Kommunikation der Ergebnisse, die zur gewünschten selektiven (und gerne auch sektenartigen) Wahrnehmung führen soll. Und das funktioniert, natürlich auch mit anderen Vorzeichen als »fleischfrei« – denn sonst gäbe es derzeit nicht eine wahre Schwemme an Besser-Esser-Glaubensgemeinschaften, die unisono, aber natürlich nur für die eigenen Anhänger den heiligen Gral von Gesundheit und Langlebigkeit versprechen: Neben vegan und vegetarisch sind da Paleo, LowCarb, Detox, Clean-Eating und wie sie alle heißen. Doch nun frei nach Pippi Langstrumpf: »Ich mache mir die (Ernährungs-)Welt, widde widde wie sie mir gefällt ...«

Aller guten Korrelationen sind drei

Sicher haben Sie es auch schon (oft genug) gehört: Vegetarier haben weniger Darmkrebs und leben länger. Fleisch fördert Darmtumoren und bringt früher ins Grab. Natürlich alles belegt durch Studien. Und tatsächlich: Diese Zusammenhänge wurden in einigen Forschungsarbeiten beobachtet. So zeigte 2013 eine US-Studie, dass Vegetarier länger leben als Fleischesser [1]. Und 2015 ergab eine weitere Untersuchung, dass bei Menschen, die kein Fleisch essen, weniger Darmkrebsfälle auftreten [2]. So weit, so gut – zumindest für die Vegetarierlobby, denn die gesunde Langlebebotschaft ist damit wissenschaftlich belegt. Nun existieren aber noch weitere, nicht minder glaubwürdige Beobachtungsstudien, die ein etwas anderes Bild der Wahrheit zeichnen. So war in einer Publikation der University of Oxford 2016 zu lesen: Weder Vegetarier noch Veganer leben länger als Menschen, die auch Fisch und Fleisch essen – ergo kein Unterschied in puncto Sterblichkeit [3]. Und die Auswertung von 27 unabhängigen Studien aus Amerika, Asien, Europa und Australien, 2015 publiziert im renommierten *Journal of the American College of Nutrition,* zeigte: Der Konsum von rotem Fleisch ist bei Dickdarmkrebs ein unbedeutender Faktor [4] – also auch hier: kein Unterschied zwischen Veggies und Allesessern bei Darmkrebs. Damit hätten sich die jeweiligen zwei positiven und zwei neutralen Studien gegenseitig kannibalisiert – und keiner hat recht ...

Doch es gibt ja noch einen dritten Ergebniszweig der Korrelationen: Die statistischen Zusammenhänge können nicht nur positiv oder neutral, sondern auch negativ (invers) sein. Dementsprechend – wer suchet, der findet – hat die moderne Ökotrophologie natürlich auch folgende Beobachtungen zu bieten (die Vegetarier unter den Lesern sollten jetzt »ganz stark« sein): So brachte 2013 das Flaggschiff der ernährungswissenschaftlichen Beobachtungsdampfer namens EPIC[1] folgende Erkenntnis mit von sei-

---

1 EPIC = European Prospective Investigation into Cancer and Nutrition (etwa: Europäische prospektive Studie zu den Zusammenhängen zwischen Krebs und Ernährung). Die Studie wurde über einige Jahre an mehreren europäischen Zentren durchgeführt, unter anderem an der Oxford University.

ner Forschungsreise: Fleischesser leben am längsten, und zwar die moderaten [5]. Bereits 2009 ergab die Oxford-Analyse besagter EPIC-Studie: Vegetarier erkranken häufiger an Darmkrebs als Fleischesser [6]. Was macht man nun damit? So viele Ergebnisse in alle möglichen Richtungen. Das bringt den Menschen doch nur durcheinander! Richtig. Daher wird selektiert – und zwar je nach Ernährungsideologie und jede Richtung für sich.

Welche Wahrheit hättens' denn gern?

Mit diesem Beispiel wird schnell klar, wie der Hase läuft, also wie Wahrheiten »generiert« werden. Denn je nachdem, mit welchem der drei Korrelationsstränge – positiv, neutral oder negativ – man sympathisiert respektive welche Ergebnisse man zwingend benötigt, um eine Ideologie aufrechtzuerhalten, fällt die Auswahl aus.

> **»Vegetarier haben weniger Darmkrebs und leben länger!«**, frohlocken die Pflanzenkostlobbyisten.

> **»Es gibt keinen Unterschied zwischen Fleischessern und Vegetariern, weder bei Darmkrebs noch bei der Lebenslänge«**, konstatiert der neutrale Ernährungswissenschaftler.

> **»Wer Fleisch isst, hat weniger Darmkrebs als Vegetarier und lebt länger als die Fleischverzichter«**, freuen sich die Steak-Aficionados.

Diese »Wahrheitentrilogie« lässt sich problemlos auf nahezu alle gängigen Streitfragen oder vermeintliche Wahrheiten moderner Ernährung übertragen. Zu viel Salz ist ungesund? Zu wenig auch. Ballaststoffe schützen den Darm? Zu viel unverdaulicher Ballast kann zu Blähungen, Krämpfen und Bauchschmerzen führen. Fast Food und Schokolade machen dick? Warum haben dann – natürlich stets studiengemäß – Jugendliche, die am meisten Burger und Pommes [7] oder Schokolade essen [8], einen niedrigen Body-Mass-Index (BMI) und wenig Körperfett? Ganz einfach: weil Ernährungsforschung dem Lesen einer Glaskugel gleicht.

Auf einem Auge blind = LowCarb ist gesund

Und genauso funktioniert der Trick mit LowCarb. Denn auch hier existieren Beobachtungsstudien, die positive Korrelationen zwischen (weniger) Kohlenhydraten und Krankheiten oder Blutwerten lieferten. Ebenso Diätstudien, die (kurzfristig minimal) bessere Erfolge bei der LowCarb-Gruppe zeigen. Daneben gibt es natürlich immer mal wieder ein paar kleine (Pilot-)RCTs, also wissenschaftlich hochwertige Studien, die passende Ergebnisse aus kurzfristigen Untersuchungen liefern.

Nun wird man einfach auf einem Auge blind, »übersieht« ganz kulant die neutralen und inversen Korrelationen, und schon hat man seinen Studienstapel am Start, der das wissenschaftliche Fundament des künftigen »LowCarb-Bestsellers« bildet. Anschließend trägt man diese positiven Ergebnisse selektiv zusammen, poliert die meist statistisch schwachbrüstigen Ergebnisse PR-textlich auf Hochglanz, und schon steht die aufgehübschte gewünschte (Hypo-)These – die dann einfach zur Wahrheit hochstilisiert und medial in die Welt hinausposaunt wird.

Folgend werden Sie auf keine dieser »LowCarb ist gesund«-Studien treffen. Dazu gibt es ausreichend Bücher und Blogs der Kohlenhydratdiätler. Dieses Buch zeigt Ihnen stattdessen die »dunkle Seite der LowCarb-Forschung« – dunkel aus Sicht der LowCarb-Päpste. Werfen wir nun also lieber einen Blick auf die zahlreichen aktuellen neutralen und negativen Studien. So können Sie sich ein vollumfängliches Bild machen, welcher »Wahrheit« Sie Glauben schenken.

Energielieferant Nummer eins: Kohlenhydrate

Führen wir uns vor dem Einstieg in den Gesundheitskosmos noch einmal kurz den Stellenwert von Kohlenhydraten, insbesondere des Einfachzuckers Glukose, vor Augen. Fangen wir ganz oben an, nämlich mit unserem Oberstübchen: Schätzungsweise 20 % unseres täglichen Energiebedarfs wird vom Gehirn verbraucht. Dabei ist unsere Denk-, Schalt- und Waltzentrale so wählerisch wie ein Koalabär, der nur Eukalyptusblätter frisst, denn das menschliche Gehirn will nur mit Glukose »gefüttert« werden und holt sich ebendiese aus der Blutbahn: pro Tag schätzungsweise 150 Gramm des süßen Treibstoffs – das macht etwa die Hälfte der aufgenommenen Kohlenhydrate aus! Das heißt, das Gros der täglichen Kohlenhydratzufuhr wandert ins Hirn.

Allein dieser hohe Bedarf sollte klarmachen, dass dem menschlichen Körper im Lauf der Evolution *kein* »LowCarb-Leben« einprogrammiert wurde. Sonst hätte sich unser Stoffwechsel sicher anders entwickelt.

Sterben demnach etwa alle NoCarber? Nein, denn das menschliche Gehirn verfügt über so etwas wie ein Notstromprogramm: Damit in Zeiten chronischen Kohlenhydratmangels die Funktionsfähigkeit gewährleistet werden kann, stellt sich das Hirn nach längerem Fasten und permanenter Ultra-LowCarb-Kost (weniger als 50 Gramm Kohlenhydrate pro Tag) auf einen »Notfalltreibstoff« um und nutzt dann Ketonkörper zur Energiegewinnung. Das funktioniert aber nicht so bei unseren Nervenzellen und den roten Blutkörperchen: Die brauchen *immer nur* Glukose, die der Körper in Zeiten des Mangels dann zwangsweise selbst synthetisiert (aus Fett und Proteinen). Nicht grundlos essen wir also primär Kohlenhydrate – und essen sie gerne.

Die Deutschen: immer älter und gesünder

Wenn man jetzt noch weiß, dass das Kohlenhydratmangel-Ketonproduktions-Hirn-Notprogramm auch bei Diabetikern »anspringen« muss, um die Überlebensfähigkeit zu gewährleisten, da fragt man sich doch: Warum manövrieren sich gesunde, gebildete Menschen in diesen künstlichen Krankheitszustand des Stoffwechsels? Weil sie Ernährungspredigern folgen, die ihnen »Gesundheit und Langlebigkeit« versprechen. Dabei reicht ein Blick in die Statistik, um dieses Versprechen als Luftnummer zu entlarven: Die Lebenserwartung in Deutschland steigt und steigt und liegt aktuell so hoch wie nie (Statistisches Bundesamt, März 2016). Doch wir werden nicht älter und immer kränker, sondern ganz im Gegenteil werden wir älter und bleiben gesünder (Robert-Koch-Institut, Bericht zur »Gesundheit in Deutschland«, 2015). Auch die »gefühlte Gesundheit« entspricht diesen Daten: Ihrer individuellen Einschätzung zufolge bewerten fast zwei Drittel der Bevölkerung ihren Gesundheitszustand als sehr gut oder gut. Dabei zeigte sich kein Unterschied zwischen Männern und Frauen (Statistisches Jahrbuch 2016). Und all das liegt sicher *nicht* an weniger Kohlenhydraten – denn, wie Sie wissen, sind die noch immer mit weitem Abstand unsere Hauptnahrungsquelle.

Allen Unkenrufen zum steigenden Verzehr des »bösen Kariesmachers Zucker« zum Trotz: Auch die Zähne der Deutschen werden immer gesünder. Besonders bei Kindern: Acht von zehn Zwölfjährigen (81 %) sind heute kariesfrei. Die Zahl der kariesfreien Gebisse hat sich seit 1997 verdoppelt (Fünfte Deutsche Mundgesundheitsstudie, Bundeszahnärztekammer, Kassenzahnärztliche Bundesvereinigung, 2016).

Blue Zones?!

Apropos Langlebigkeit: Haben Sie schon einmal von den »Blue Zones« gehört? Das sind Regionen, in denen überdurchschnittlich viele sehr alte Menschen mit guter Gesundheit leben und gelegentlich sogar noch arbeiten. So bevölkern die Provinz Ogliastra auf Sardinien ungewöhnlich viele Hundertjährige. »Na logisch, die ach so gesunde Mittelmeerernährung wird daran sicher nicht unschuldig sein«, werden Sie jetzt vielleicht spontan innerlich ausrufen. Der *Stern* weiß Bescheid: Die Speisekarte berge eine Überraschung: Von traditioneller mediterraner, fleischarmer Diät mit viel Fisch wollten die Sarder nichts wissen. Fisch? »Niemals«, lautete meist die Antwort der Senioren in Villagrande. Wo auch immer man sie stelle: Hier in den Bergen habe man »eine Abneigung gegen das Meer«. Eine typische Mahlzeit beginne mit getrockneten Würsten oder Schinken und »Thipula« (Krapfen aus Kartoffelpüree, Mehl und Ei). Nach einer Vorspeise folgen dann mit Püree, Pecorina und Minze gefüllte Ravioli (»Culugiones«), anschließend Fleischgerichte »Hammel oder Schwein oder beides, begleitet von einem gemischten Salat. Zum Nachtisch gibt es Obst oder Kuchen. Nicht fehlen darf der ›Cannonau‹, der lokale Rotwein.« [9] Also nix mit »gesunder Ernährung«, geschweige denn mit LowCarb.

Wechseln wir den Kontinent und schauen von Europa nach Südamerika. In Vilcabamba in Ecuador lebten 2010 zehnmal mehr Hundertjährige als irgendwo sonst auf der Welt. Und wie ernähren sich diese »hochagilen Supergreise«? Lassen wir den Forscher zu Wort kommen, der die Methusalems dort untersucht: Gesundheit beginne für uns oft beim Essen. Daher werde auch gerne auf die natürliche, gesunde Ernährung der Menschen von Vilcabamba hingewiesen. »Aber die Leute dort essen, was sie wollen. Es gibt viele andere Völker, die genau das Gleiche essen, aber nicht so alt werden. Sie essen übrigens auch reichlich Zucker und sehr viel mehr Salz, als manche Ärzte für zuträglich halten würden. Sie trinken zudem Alkohol, und nicht zu knapp.« [10] Wieder nix mit LowCarb – stattdessen viel Zucker.

Wie lautet denn nun die »Geheimformel« für besondere Langlebigkeit? Wissenschaftler des New Yorker Albert Einstein College haben dazu den Lebensstil von fast 500 Hochbetagten (95+) mit dem von Personen verglichen, die wesentlich früher verstorben sind. Das Ergebnis verblüfft – oder auch nicht: »Menschen mit extremer Langlebigkeit unterscheiden sich in ihrem Lebensstil nicht von der Allgemeinbevölkerung.« [11] Gibt es also doch das »Methusalemgen«? Interessant ist in diesem Zusammenhang auch eine spanische Studie, in der 118 uralte Menschen (100 bis 110 Jahre) ihren Gesundheitsstatus selbst beurteilten: Auf einer Skala von 1 (sehr schlecht) bis 10 (sehr gut) lag der Mittelwert bei 6,8 bis 8,3 [12].

Todesursache: KHK statt KH

Wo wir gerade beim Thema Lebenslänge sind, bleiben wir doch direkt beim Ende ebendieser: dem Tod. Der härteste und stärkste Endpunkt einer jeden Studie sind nicht Erkrankungen, sondern ist die Mortalitätsrate – also ganz einfach die Frage, welche der Studiengruppen länger oder gar am längsten lebt. Und vor allem, warum. Da wird es in der Ernährungsforschung besonders spannend, und kreative »Statistikspielereien« sind gefragt – sofern dieser finale Parameter überhaupt überprüft wird.

Unabhängig von jeglichen Esswissenschaften liefern die statistischen Landes- und Bundesämter jedes Jahr neben den Todeszahlen auch die dazugehörigen Todesursachen: Herz-Kreislauf-Erkrankungen (koronare Herzkrankheit, KHK) bringen seit Jahren die meisten Deutschen, Österreicher und Westeuropäer unter die Erde. So waren Erkrankungen des Kreislaufsystems wie beispielsweise Schlaganfälle und Herzinfarkte im Jahr 2015 in Deutschland mit 39 % die häufigste Todesursache, gefolgt von Krebs mit etwa 25 % [13]. In Österreich sind die Zahlen vergleichbar: bei 44 % Tod durch KHK, 25 % starben an Krebs [14]. Die meisten Verstorbenen waren über 65 Jahre (86 %, Hessen) oder erreichten gar das 70. Lebensjahr (78 %, Österreich).

Warum ältere Menschen hierzulande primär an KHK sterben, kann hier nicht medizinisch-vollumfänglich erörtert werden, das würde den Rahmen dieses Buchs sprengen. Nur ad hoc eine wichtige Info für alle sexuell Aktiven der Generation Silver Surfer, basierend auf aktuellster Forschung (September 2016) [15]: Männer zwischen 57 und 85 Jahren, die gemäßigt sexuell aktiv sind, weisen ein geringeres Risiko auf, an KHK zu erkranken und einen Herzinfarkt zu erleiden (im Vergleich zu den sexuell enthaltsamen Altherren). Genau das Gegenteil passiert allerdings bei einem sehr aktiven Sexleben, vor allem für Männer bedeutet dies ein stark erhöhtes Risiko, wohingegen sich vor allem für reife Frauen vergleichbaren Alters häufiger befriedigender (!) Sex tendenziell herzgesundheitsfördernd auswirkt.

Aber das ist ein anderes Thema. Uns interessiert natürlich in diesem Buch nur eine Frage: Haben Kohlenhydrate (KH) einen Einfluss auf mehr als 60 % aller Todesursachen (KHK, Krebs)? Und wenn ja, welchen? Ist dieser (mögliche, kolportierte) Zusammenhang kausal, oder liegen nur (schwache) Korrelationen vor? Oder existiert etwa gar keine belastbare Beziehung zwischen KHK und KH? Die Antwort ist einfach: **Es liegen dazu keine Daten vor. Es gibt keine Langzeituntersuchungen, die diese Fragen beantworten können. Und es wird sie auch nie geben.**

So stellte bereits 2005 Professor Hans Hauner vom Münchner Else-Kröner-Fresenius-Zentrum für Ernährungsmedizin in einem Übersichtsartikel in der *Ernährungs-Umschau* klar: »Eine offene Frage bei der Bewertung KH-armer Diäten ist die nach der Langzeitwirkung und Langzeitsicherheit. Dazu gibt es bisher keine Studien.« [16] Und im Oktober 2016 bestätigte Hauner: »Die Aussage ist meines Erachtens weiterhin zutreffend, auch wenn es in der Zwischenzeit eine Fülle neuer Studien gab. Diese waren in aller Regel aber zu klein, zu kurz und sonst mit Limitationen belastet.« [17] *Der Spiegel* fasste diesen Missstand in Zusammenhang mit dem grassierenden Ernährungswahn noch im gleichen Monat wie folgt zusammen: »Es ist egal, dass es keine belastbare Langzeitstudie gibt, die wirklich belegt, ob eine kohlenhydratarme Ernährungsweise nun gesünder oder ungesünder ist. Es ist nur wichtig, in der Überzeugung leben zu können, alles zu tun, um den Körper gesund zu halten.« [18]

Brot »verlängert« das Leben!

Die Recherche in Studiendatenbanken liefert mehrere aktuelle Untersuchungen, in denen die Mortalität (Sterblichkeit) in Zusammenhang mit Kohlenhydratverzehr beobachtet wurde.

So stellte ein Forscherteam der American Society of Nutrition 2014 fest, dass *kein* Zusammenhang zwischen einem hohen Gesamtverzehr von Kohlenhydraten und Tod durch KHK besteht. Untersucht wurden 1.660 Todesfälle bei 53.000 Asiaten mit traditionell hohem Kohlenhydratverzehr in der *Singapure Chines Health Study* [19].

Die *British Regional Heart Study* zeigt, dass eine »Viel-Zucker«-Ernährungsform *keinen* statistisch signifikanten Einfluss auf die Gesamtmortalität hatte. Die im renommierten *British Journal of Nutrition* veröffentlichte Untersuchung nahm dazu im September 2016 die Todesfälle von 900 britischen Männern (von insgesamt 3.200 Probanden), die im Alter von 60 bis 79 verstarben, unter die Lupe [20].

Im Juni 2016 zeigten die Resultate einer Großstudie, publiziert im *British Medical Journal*, die die Ergebnisse von 45 Einzelstudien zusammenfasste, dass sowohl der Verzehr von Vollkornbrot als auch von Brot im Allgemeinen mit einem *verminderten* Risiko, an KHK zu sterben, einhergeht sowie mit einer verringerten Gesamtmortalität korreliert [21]. Diese »inverse Korrelation« zwischen Brotkonsum und Sterblichkeit (also je höher, desto niedriger) bestätigen Wissenschaftler ebenfalls im Juni 2016 im *European Journal of Clinical Nutrition*: Zu den Lebensmittelgruppen, die mit einer reduzierten Gesamtmortalität in 15 Jahren Beobachtungszeitraum in Zusammenhang standen, gehörte Brot. Die Studienteilnehmer, die überdurchschnittlich viel Brot verspeisten, hatten ein um 43 % niedrigeres Risiko, frühzeitig zu versterben [22]. Zum Leidwesen der LowCarb-Verfechter »verlängert« Brot etwa das Leben?

Mäuse, wollt ihr ewig leben?!

Richtiggehend euphorisch klingen die Erkenntnisse von Wissenschaftlern der University of Sydney: »Kohlenhydrate – optimale Ernährung für ein längeres Leben«, titelte deren Pressemeldung am 7. Oktober 2016. Für die Untersuchungen hatten sie insgesamt 25 verschiedene Futterpläne für ihre Versuchsmäuse entwickelt. Die Zusammensetzung der einzelnen Speisezettel unterschied sich jeweils in den Anteilen von Kohlenhydraten, Proteinen und Fetten. Nach erfolgter Mäusefütterung untersuchten die Forscher, wie sich die Ernährung auf die Produktion eines Hormons mit der geheimisvoll klingenden Abkürzung FGF21 (Fibroblast Growth Factor 21) auswirkte. Für die Wissenschaftler ist FGF21 das »Jungbrunnenhormon«, weil es nicht nur Hunger und Stoffwechsel zügelt, sondern auch das Immunsystem stimuliert. Bislang jedoch war nicht geklärt, wie es produziert oder ausgeschüttet wird. Dieses Rätsel löste die australische Mäuseforschung: Der Speiseplan mit vielen Kohlenhydraten und wenigen Proteinen führte zur höchsten Ausschüttung von FGF21. Es spielte dabei keine Rolle, ob die kleinen Nager zuvor über- oder unterernährt waren. Für die Studienleiter war das der Beleg, dass die Ernährung hier den entscheidenden Einfluss ausübt.

Kurzum: Die Publikation zeige, »welche Bedeutung die Ernährung in Bezug auf die Produktion des Hormons Fibrolast Growth Factor 21 (FGF21) – des sogenannten ›Jungbrunnen‹-Hormons – hat. Die Ergebnisse, die Ende September in der renommierten Zeitschrift *Cell Metabolism* veröffentlicht wurden, veranschaulichen, dass eine optimale Ernährung mit vielen Kohlenhydrate die Produktion des Hormons ankurbelt, welches als lebensverlängernd gilt.« Die Wissenschaftler beobachteten, »eine Ernährung mit wenig Proteinen und vielen Kohlenhydraten ist am vorteilhaftesten für unsere Gesundheit und ein langes Leben«. Bei aller Freude muss gesagt werden: Hier wurden nur Mäuse gefüttert und kurzfristig untersucht [23]. Ein belastbarer Beleg ist dies natürlich nicht. Aber ein weiteres Indiz pro Brot und natürlich schön zu lesen, wenn man gerade in sein Weißmehlbrötchen beißt. Darüber hinaus gut zu wissen in kontroversen Diskussionen mit LowCarb-Freaks. Behalten Sie den FGF21 im Hinterkopf – er wird Ihnen in diesem Kapitel noch einmal begegnen.

Da es de facto keinen Beweis gibt, dass »weniger Kohlenhydrate essen« länger leben lässt, werden die Freunde und Powerseller sich mit der Pro-Argumentation ihrer »LowCarb-Erfindungen« nun auf den nächsttieferen Level begeben und behaupten: »Ja, mag sein, Sie leben vielleicht nicht länger, aber unser LowCarb-Programm lässt Sie gesünder alt werden – Sie haben weniger Krankheiten als die Brot- und Nudelesser!« Dann klopfen wir mal die Ergebnisse aus den aktuellen Studien ab, um den LowCarb-Gesundheitsmythen auf den Zahn zu fühlen.

Gesunde Ernährung?

Rufen wir uns dazu noch einmal das ökotrophologische Universalcredo ins Gedächtnis: Nichts Genaues weiß man nicht … denn wie Sie nach Lektüre der vorherigen Kapitel wissen, gibt es keine Beweise für gesunde Ernährung und wird es auch nie geben, denn die dafür erforderlichen Studien, die harte Evidenz liefern, können nicht entsprechend den Vorgaben der evidenzbasierten Medizin (EBM) designt und durchgeführt werden. Nun fragt man sich zu Recht: Woher und wie wollen die LowCarb-Päpste wissen, was gesund is(s)t? Ganz einfach: gar nicht. Sie kolportieren frei erfundene Märchen.

Inzwischen erscheinen auch immer wieder sehr interessante Studien, deren Autoren nicht nur LowCarb, sondern der »gesunden Ernährung für alle« eine klare Abfuhr erteilen: So titelte der studienfokussierte Pressedienst *Wissenschaft aktuell* am 14. Juli 2016: »Bestätigt: Die für alle ideale Ernährungsweise gibt es nicht«. Die Meldung bezog sich damit auf eine Studie, die an der Texas A&M University durchgeführt wurde und die zu dem Schluss kam, dass es vom individuellen Genpool abhängt, der den Stoffwechsel steuert, ob jemand schlank bleibt, dick oder krank respektive gesund wird. Dieses Fazit resultierte aus den Fütterungsversuchen mit Mäusen: Bei vier verschiedenen Stämmen zeigte das gleiche Nahrungsangebot höchst unterschiedliche Effekte auf Körpergewicht und Herzgesundheit. Ob es gerechtfertigt sei, eine bestimmte Ernährungsform allgemein als gut oder schlecht zu bewerten, sei also fraglich. »Die gesundheitlichen Vorteile und Risiken einer bestimmten Ernährung werden zu stark verallgemeinert. Verschiedene Individuen unterscheiden sich in der für sie optimalen Ernährungsweise«, resümierten die Wissenschaftler [24].

Wenn Sie jetzt vielleicht schnaufen: »Schon wieder so eine Mäusestudie«, dann haben Sie recht: Ernährungsstudien mit Mäusen liefern nur Gedankenanstöße, sonst nichts. Wenn die Nagerforschung jedoch bestehende Humanthesen bestätigt – wie im Fall »es gibt weder eine gesunde Ernährung für alle noch Beweise für gesundes Essen« –, dann lohnt sich ein Blick auf jene Mäusestudien, die ein weiteres Mosaiksteinchen zum Gesamtbild liefern. Insbesondere dann, wenn Forschung am Menschen zu identischen Ergebnissen kommt – wie im Fall der israelischen Studie des Weizmann-Instituts für Wissenschaften, die im Fachjournal *Cell* publiziert wurde:

Die Forscher fanden mit aufwendigen Versuchen, die unter standardisierten und gut kontrollierten Bedingungen durchgeführt wurden, heraus, dass verschiedene Menschen ganz unterschiedlich auf das gleiche Essen reagieren [25]. Dazu wurden unter anderem Blut- und Stuhlproben analysiert sowie die Entwicklung der Blutzuckerwerte von über 800 Probanden nach dem Essen gemessen. Der Anstieg des Blutzuckers zeigte dabei unabhängig von den Mahlzeiten teils völlig individuelle, unterschiedliche Verläufe – auch beispielsweise nach einem standardisierten Frühstück. Oder es trat folgendes Phänomen auf: Bei einigen Teilnehmern stieg der Blutzuckerspiegel nach Sushi-Verzehr stärker an als nach dem Genuss von Eiscreme, während bei anderen die genau umgekehrte Reaktion dokumentiert wurde. Bei den einzelnen Probanden hingegen konnte an verschiedenen Tagen keine unterschiedliche Reaktion auf die gleiche Speise beobachtet werden. In der Studie kamen mobile Blutzuckermessgeräte und Handy-Apps zum Einsatz, um Messwerte und Ernährungsverhalten konstant und lückenlos zu dokumentieren. Letztlich konnten die Blutzuckerreaktionen auf fast 50.000 Mahlzeiten ausgewertet werden. Die Schlussfolgerung: **Der menschliche Körper verarbeitet die gleichen Speisen individuell unterschiedlich.** Dazu passt die Erkenntnis aus den vorherigen Kapiteln: Es gibt so viele gesunde Ernährungen, wie es Menschen gibt, denn: Jeder Mensch is(s)t anders.

Einer der möglichen Gründe für die unterschiedlichen Reaktionen des Blutzuckerspiegels auf gleiche Mahlzeiten sei die individuelle Besiedlung des Darms mit Bakterien (früher oft »Darmflora« genannt, wissenschaftlich korrekt: Mikrobiom oder Mikrobiota). Die Forscher resümieren darüber hinaus, dass der – auch in Low-

Carb-Kreisen teilweise sehr beliebte und »vergötterte« – Glykämische Index (GI) eines Nahrungsmittels kein festgelegter Wert sei, sondern ganz im Gegenteil stets abhängig ist vom persönlich-individuellen Stoffwechsel. Oder anders formuliert: Nicht das Essen hat einen GI, sondern der Mensch macht aus dem Essen seinen einzigartigen GI – und den gibt es nicht als »Wert in einer Tabelle«, der für einen Ernährungsplan herangezogen werden kann. Damit stehen die israelischen Forscher übrigens nicht alleine da (siehe auch den folgenden Infokasten »Glykämischer Index«).

Glykämischer Index (GI)

Der Glykämische Index (GI) wird seitens der LowCarb-Päpste als Wert lobgepriesen, mit dem die Auswirkung von kohlenhydrathaltigen Lebensmitteln auf den Blutzuckerspiegel »vorhergesagt« werden kann.

Der GI ist jedoch nicht mehr als ein pseudowissenschaftlicher Blender, der dem LowCarb-Konzept einen medizinisch-glaubwürdigen Anstrich verleihen soll. Und das ist schon lange kein Geheimnis mehr. Bereits 2005 war in der Fachzeitschrift der Unabhängigen Gesundheitsberatung e.V., dem *UGB-Forum*, im Artikel »LowCarb kontrovers« zu lesen: »Zur Bewertung der Nahrungsqualität wird von interessierter Seite neuerdings der GI herangezogen – vielleicht weil fett- und proteinreiche Lebensmittel hier besonders gut abschneiden. Der GI ist zwar geeignet, die Qualität von kohlenhydratreichen Lebensmitteln partiell zu beschreiben. Für die Beurteilung der ernährungsphysiologischen Qualität protein- oder fettreicher Lebensmittel ist dieses Instrument aber völlig ungeeignet.« [1]

Noch deutlicher wird der wissenschaftliche Informationsdienst des Europäischen Institutes für Lebensmittel- und Ernährungswissenschaften (EU.L.E.) e.V., der ebenfalls bereits 2005 Tacheles schrieb: Allen Ungereimtheiten zum Trotz seien Wissenschaftler rund um den Globus fleißig dabei, dem GI eine Bedeutung anzudichten, die er nicht habe. Ihre Ergebnisse seien in die bislang größte Datensammlung mit über 750 untersuchten Nahrungsmitteln und mehr als 1.300 GI-Werten eingeflossen, die von der Arbeitsgruppe um Kaye Foster-Powell an der Universität Sydney erstellt wurde. Allem Anschein nach solle dabei die Quantität über die Qualität hinwegtäuschen, denn statt standardisierter Messergebnisse habe die Datenbank nicht mehr als ein verwirrendes Sammelsurium zu bieten. »Das liegt vor allem an den stark unterschiedlichen Versuchsbedingungen der einzelnen Studien: Mal sind ihre Teilnehmer gesund, mal diabetisch; mal wird ihr Referenzwert aus Glukose, mal aus Weißbrot, Kartoffeln oder Reis gebildet. Dass diese peinliche Sammlung als bedeutendes Nachschlagewerk für den Einfluss des GI auf die Gesundheit gilt, ist nicht weiter verwunderlich – enthält es doch umfangreiches Zahlenmaterial, aus dem sich LowCarb-Vertreter für ihre jeweiligen Zwecke das Passende heraussuchen können.«

Das Fazit fiel dementsprechend klar und vernichtend aus: »Der GI ist keine geeignete Messgröße für den Blutzuckerverlauf, da er bereits beim Verzehr ein und derselben Nährstoffe bzw. Lebensmittel stark schwankt. Für Mahlzeiten lässt er sich folglich auch nicht berechnen.« Die Glykämische Last sei ebenfalls unbrauchbar, weil sie aus dem GI abgeleitet werde. Weiter sei es nicht möglich, aus dem GI auf die Höhe der Insulinausschüttung zu schließen. So bewirkten proteinreiche Lebensmittel, die einen niedrigen GI aufweisen, manchmal einen sehr hohen Insulinscore. »Daher lässt sich durch gezielten Verzehr von Lebensmitteln mit niedrigem GI kein Insulin ›sparen‹. Im Gegenteil: LowCarb-Produkte, in denen Kohlenhydrate durch Proteine ersetzt wurden, dürften mehr Insulin locken als ihre kohlenhydratreichen Originale.« [2] Und wie Sie wissen: Auch die israelischen Forscher kamen 2016 zu einem vergleichbaren Fazit (S. 61).

Auch noch elf Jahre später (2016) sehen die Ernährungswissenschaftler des österreichischen *forum.ernährung heute* den GI ebenso kritisch: In der Praxis habe das GI-Konzept viele Schwachstellen. Zum einen würden unterschiedliche Referenzwerte herangezogen, mal Weißbrot, mal Zucker – und so schwankten viele Werte von Tabelle zu Tabelle. Dann könne es auch sein, dass die Werte einmal von stoffwechselgesunden Personen und ein anderes Mal von Diabetikern stammen. »Relevantester Kritikpunkt ist, dass die GI-Werte jeweils nur für einzelne Lebensmittel angeführt werden. In der Praxis setzt sich eine Mahlzeit jedoch aus verschiedenen Lebensmitteln zusammen, die sich in ihrer Wirkung auf den Blutzucker gegenseitig beeinflussen und äußerst kompliziert zu ermitteln sind.« Auch die Verarbeitung der Lebensmittel beeinflusse deren GI. So werde Kartoffelbrei schnell verdaut und lasse den Blutzuckerspiegel rascher ansteigen als etwa Salzkartoffeln. Fett verzögere die Magenentleerung und bremse somit die Glukoseaufnahme ins Blut. »Das hat zur Folge, dass bei vergleichbaren Produkten das fettreichere einen niedrigeren GI hat und so paradoxerweise Pommes frites laut Glyx-Tabellen empfehlenswerter wären als die gleiche Menge an Kartoffeln. Zusätzlich stammen die Werte für viele Produkte aus dem Amerikanischen und sind oft mit mitteleuropäischen Produkten aufgrund Rezepturunterschieden schlecht vergleichbar.« [3]

Fazit: Der Glykämische Index ist ein Rohrkrepierer – einfach, aber auch einfach unbrauchbar.

[1] »Low-carb kontrovers«, *UGB-Forum* 1/05, S. 16–19

[2] »Low Carb – High Profit«, *EULE.N-SPIEGEL*, 1/2005; S. 5, S. 15

[3] »Low Carb und Glyx-Diäten«, *forum.ernährung heute*, online, April 2016

PS: Auch bei Diäten zur Gewichtsreduktion bringt der GI: nichts. Dazu mehr im Kapitel »Abnehmlüge LowCarb«.

Viel Eiweiß – problematisch oder harmlos?

Kommen wir nun zu einem der drei Hauptnährstoffe, der bei LowCarb besonders gepriesen wird: Proteine, auch »Eiweiß« genannt. Bei LowCarb verzichten die Esser bekanntermaßen auf den eigentlichen physiologischen Hauptenergielieferanten, die Kohlenhydrate. Um jedoch trotzdem isokalorisch zu speisen – also weiterhin so viel Energie zu sich zu nehmen, wie man braucht, um nicht in einen Mangel-/Hungerzustand zu geraten

–, müssen die fehlenden Kohlenhydratkalorien durch den Mehrverzehr von Fett und besonders von Eiweiß kompensiert werden. »Viel Eiweiß – das ist gesund«, so hört man immer wieder. Ist es tatsächlich so? Grundsätzlich gilt: Es liegen so gut wie keine belastbaren Daten vor, wie viel Eiweiß konkret denn nun gesund ist und ab wann die Proteinzufuhr problematisch wird. Es existieren dazu auch keine wissenschaftlichen Leitlinien. Ergo bietet sich hier viel freier Interpretationsspielraum – was allen LowCarb-Powersellern bei ihrer eigenen Verkaufsphilosophie natürlich sehr zugutekommt.

Was aber klar ist: Im Rahmen einer LowCarb-Ernährung »im Übermaß Eiweiß zu essen zum Energiegewinn – das ist nicht sehr sinnvoll. Kohlenhydrate und Fette kann ich abbauen bis zu Wasser und Kohlendioxid. Bei Eiweiß ist auf der Ebene von Harnstoff Schluss. Zu viel Eiweiß belastet die Nieren«, erklärt Dr. Walter Burghardt, Ernährungsmediziner am Universitätsklinikum Würzburg und Vorstandsmitglied im Bundesverband deutscher Ernährungsmediziner [26]. Das ist auch der Grund, warum Nierenkranken auf jeden Fall von LowCarb abgeraten wird.

An dieser Stelle für medizinisch Interessierte ein Miniexkurs: Der gerade erwähnte Harnstoff ist nicht zu verwechseln mit Harnsäure. »Erhöhte Harnsäurespiegel im Blut sind seit Langem als Ursache von Gichtanfällen bekannt. Doch ein Zuviel an Harnsäure dürfte, so zeigt die Forschung der vergangenen Jahre, auch andere negative Konsequenzen haben – unter anderem ein erhöhtes Herz-Kreislauf-Risiko«, erklären die Stoffwechselexperten der Deutschen Gesellschaft für Kardiologie – Herz- und Kreislaufforschung e.V. (DGK) in einer Pressemitteilung im

Oktober 2019. Und weiter: »Die Hyperurikämie [erhöhter Harnsäurewert] ist ein unterschätzter Risikofaktor. Es liegen mittlerweile zahlreiche Studien vor, in denen sich gezeigt hat, dass die Sterblichkeit mit der Konzentration der Harnsäure im Blut assoziiert ist«, sagte Prof. Dr. Christian Holubarsch, Park-Klinikum Bad Krozingen, im Rahmen der DGK Herztage Berlin. »Das ist zwar im streng wissenschaftlichen Sinne kein Beweis, aber doch ein deutlicher Hinweis.« Eine Assoziation erhöhter Harnsäurespiegel konnte mittlerweile für den Herzinfarkt, die Herzinsuffizienz sowie für den Schlaganfall gezeigt werden, so Prof. Holubarsch: »Auch wenn die Evidenz noch nicht klar ist, gibt es doch Studiendaten, die indirekte Hinweise liefern und dafür sprechen, dass hier ein kausaler Zusammenhang besteht.« [27]

Ältere Studien lieferten Indizien, das kohlenhydratarme Ernährungsformen sowohl mit erhöhten Harnsäure- und Harnstoffspiegeln als auch mit einem gesteigerten Risiko für Gicht und Nierensteinproblem in Zusammenhang stehen [28, 29].

Übrigens haben nicht die LowCarber, sondern andere Vielweglassesser – die Veganer – den höchsten Harnsäurespiegel [30], der neben oben genannten Erkrankungen auch als »unabhängiger Risikofaktor« für Erektionsstörungen diskutiert wird [31]. Vielleicht leiden auch deshalb mehr Fleischverzichter unter Depressionen, Angstzuständen und psychischen Störungen [32, 33]. Aber das ist ein anderes Thema …

Zurück zu den »bösen Kohlenhydraten«. Lassen wir noch einmal Ernährungsmediziner Dr. Burghardt zu Wort kommen: »Was die Kohlenhydrate angeht: Die Mediziner streiten sich über die kohlenhydratarme Ernährung hartnäckig und heftig. Momentan ist der Stand: unentschieden.« [26] Nun, vielleicht sollten auch die »heftig streitenden Mediziner« die weiteren Seiten in diesem Buch lesen – mal schauen, wer nach Lektüre der letzten Seite noch auf Remis tippt. Der nächste Absatz könnte ein Elfer für den FC Carb sein …

»Proteinarme Ernährung verbessert Zuckerstoffwechsel«

Rufen Sie sich bitte noch einmal die Forscher aus Sydney und ihr FGF21-»Jungbrunnen-Hormon« ins Gedächtnis, das studiengemäß besonders bei HighCarb seine volle Kraft entfalten konnte. Mit diesen Ergebnissen stehen die Australier nicht allein da. Auch Wissenschaftler vom Deutschen Krebsforschungszentrum (DKFZ) in Heidelberg haben dieses Hormon in Zusammenhang mit Kohlenhydrat- und Eiweißverzehr untersucht [34]. Ihr Fazit im August 2016: »Proteinarme Ernährung verbessert Zuckerstoffwechsel.« Die DKFZ-Forscher konnten zeigen, dass eine proteinarme Diät bei Mäusen (jaja, schon wieder die Mäuse) die Fett- und Kohlenhydratverbrennung und damit den Energieverbrauch steigert. Nach Umstellung auf proteinreduzierte Diät bildeten sich sogar Insulinresistenzen zurück – unabhängig vom Körpergewicht und der Gesamtenergiezufuhr. Was bei Mäusen geht, klappt auch bei Menschen: Bei jungen Freiwilligen senkte eine kurzzeitige proteinarme Ernährung den Insulin- und Blutzuckerspiegel.

Die zweistufige Studie lief so ab: Um herauszufinden, wie sich eine proteinreduzierte Ernährung tatsächlich auf molekularer Ebene auswirkt, setzten die Forscher Mäuse auf proteinarme Diät (5 % der Gesamtkalorien gegenüber 20 % im normalen Mäusefutter). Obwohl die Tiere insgesamt etwas mehr fraßen, nahmen sie langsamer an Gewicht zu als normal gefütterte Artgenossen. Die Forscher ermittelten, dass die Tiere unter proteinarmer Diät ihr Futter um 40 % weniger effizient verwerteten. Sie verbrannten mehr Fett und Kohlenhydrate und hatten daher einen gesteigerten Energieverbrauch. Die im Blut messbaren Stoffwechselwerte verbesserten sich erheblich: Die Tiere hatten niedrigere Insulin-, Cholesterin- und Blutfettspiegel, dagegen stieg unter anderem die Konzentration des Proteins FGF21. Besonders steil stieg der FGF21-Spiegel der Mäuse direkt nach einer proteinarmen »Mahlzeit«. Verursacht wurde das durch eine zentrale Stressreaktion in der Leber. Das proteinarme Futter ist offenbar ein Stressfaktor, der sich jedoch gesundheitlich positiv auswirkt. Setzten die Wissenschaftler fettleibige Mäuse auf proteinarme Diät, so änderte dies nichts an deren Körpergewicht – dennoch verbesserten sich ihre Blutzuckerwerte. Sogar zuvor bestehende Insulinresistenzen bildeten sich zurück.

Forschung mit Mann und Maus

In Stufe 2 mussten dann die menschlichen Freiwilligen ran, um zu überprüfen, ob die an Mäusen beobachteten günstigen Effekte einer proteinarmen Diät auch beim Menschen zum Tragen kommen: In Zusammenarbeit mit der Universität Kopenhagen baten die Potsdamer Wissenschaftler fünf junge Männer, sich sieben Tage lang freiwillig proteinarm zu ernähren: Im Anschluss maßen die Forscher bei den Teilnehmern hohe FGF21-

Werte, dagegen trotz erhöhter Kohlenhydratzufuhr niedrigere Blutzucker- und Insulinspiegel [34].

Kurzum: verbesserter Zuckerstoffwechsel auch beim Menschen durch »HighCarb-LowProt«.

Für DKFZ-Studienleiter Adam Rose ist damit klar: »Wir haben beobachtet, dass eine Proteinreduktion sowohl bei Mäusen als auch bei Menschen mit einem verbesserten Zuckerstoffwechsel einhergeht – und dass, obwohl sie insgesamt mehr Kohlenhydrate zu sich nahmen. Eine hohe Kohlenhydratzufuhr scheint also unproblematisch zu sein, solange sie mit einer reduzierten Proteinaufnahme einhergeht.« [35] Das klingt besonders spannend für Liebhaber von Kuchen, Teilchen und Süßigkeiten, die traditionell viele Kohlenhydrate und wenig Eiweiß enthalten – aber das ist jetzt bitte nur als freischwebende Ad-hoc-Interpretation zu verstehen, denn wie immer bei Ernährungsstudien gilt auch bei dieser Arbeit: »Das sind sehr vielversprechende Ergebnisse, die wir bald schon an einer größeren Anzahl von Teilnehmern überprüfen wollen«, so das Fazit der Autoren. Also: mehr Studien …

Zucker – Kokain des Essens?

Neben Weizen will (nicht nur) die LowCarb-Fraktion noch einen weiteren Angeklagten als kohlenhydrathaltigen Ernährungsbösewicht verbannt sehen: Zucker. »Zucker führt zu Fettleibigkeit, ist ungesund, verursacht Krankheiten und macht süchtig wie Kokain«, lautet die penetrant vorgetragene Anklage der LowCarb-Ernährungsapostel. Doch was ist dran an den Vorwürfen? Machen wir kurzen Prozess:

Es gibt bis dato keinen einzigen wissenschaftlichen Beweis, dass Zucker krank oder dick macht. Oder gar süchtig.

Sie wissen ja: Es gibt, wenn überhaupt, nur statistische Zusammenhänge. Aber auch die würden noch nicht einmal für einen Indizienprozess ausreichen – denn die vorliegenden Korrelationen sind weder belastbar geschweige denn konsistent-stringent und erlauben daher nicht annähernd die Formulierung einer klaren Antizuckerhypothese, die eine kulinarische Hexenjagd auf die global geliebte Süße rechtfertigen würde. Ganz im Gegenteil: Aktuelle Studien belegen das Dilemma zwischen fehlender Datengrundlage und omnipräsentem Bevormundungsaktionismus. So ergab eine aktuelle Großanalyse von 19 Studien, veröffentlicht in dem angesehenen Wissenschaftsjournal der American Society for Nutrition: Die Wahrscheinlichkeit für Übergewicht und Fettleibigkeit war bei Kindern und Jugendlichen mit dem *höchsten* Konsum von Süßigkeiten und Schokolade um 18% *niedriger* als bei den »Normalnaschern« (Referenzgruppe). Die von ihren eigenen Ergebnissen überraschten Autoren empfehlen: »Maßnahmen gegen Fettleibigkeit sollten sich auf andere Ernährungselemente konzentrieren als Süßigkeiten.« [1]

Nun fragt man sich natürlich: Wie kann das sein? Das weiß leider niemand. Ergo zündet nun Phase 2 der Beobachtungsforschung: die Plausibilitätsthesengenerierung. Die Autoren vermuten zum einen eine »umgekehrte Kausalität«, also dass die dicken Kids weniger Süßes essen, weil sie ohnehin schon zu dick sind. These 2 könnte das bei Ernährungsstudien omnipräsente und bei beleibten Probanden beliebte »underreporting« sein: Die Angaben zum Süßigkeitenverzehr werden nach unten verzerrt, weil einfach weniger angegeben als gegessen wurde (die Forscher müssen ja nicht alles wissen; siehe auch das Beispiel zu den Beobachtungsstudien im Kapitel »Glaskugel Ernährungswissenschaft«). Last, but not least bieten die Forscher mit These 3 die »tatsächliche inverse Assoziation« zur Erklärung an: Es ist einfach so, dass dünne Kinder mehr Süßkram schnabulieren, fertig. Warum und wieso? Keine Ahnung. Was auch immer der Grund oder die Gründe sein mögen: Klar ist, dass noch nicht einmal auf Basis butterweicher Korrelationen eine Hypothese aufgestellt werden kann, dass Süßigkeiten zum Übergewicht des Nachwuchses beitragen. Natürlich auch nicht bei Erwachsenen, denn auch diese »adulten Daten« existieren nicht.

Diese Studie passt zu einer Reihe wissenschaftlicher Untersuchungen der letzten Jahre, die vermeintliche Ernährungsweisheiten ad absurdum führen – beispielsweise hatten Jugendliche mit hohem Fast-Food-Verzehr einen niedrigen BMI [2]. Und der Zusammenhang von *zuckrigen* Softdrinks mit Übergewicht blieb in einem großen »Review of Reviews« unklar [3]. Damit bestätigt diese »Megametaanalyse« eine weitere aktuelle Publikation, die das generelle Fehlen von Beweisen beim Zusammenhang von Zuckerkonsum und Körpergewicht beklagt [4]. Diesen ökotrophologischen Normalzustand – »Wir wissen, dass wir nichts wissen« – verdeutlichen auch folgende Studien: Der hohe Konsum gesüßter Getränke war bei Mädchen mit einem höheren BMI, aber nicht mit höherer Fettmasse verbunden. Bei Jungen bestand weder ein Zusammenhang mit BMI noch mit Fettmasse – jedoch waren sie umso größer, je mehr zuckergesüßte Getränke sie konsumierten. [5] Das ist doch toll: Limotrinkende Buben werden nicht dicker, aber größer. Und seien wir mal ehrlich: Welche Eltern wollen denn kein großes schlankes Kind?

Zugesetzter Zucker steht in keinem Zusammenhang mit Fettleibigkeitsfaktoren bei Kindern

Eine weitere Studie ergab, dass Kinder zugesetzten Zucker nicht vorwiegend flüssig als Limo, Cola und so weiter zu sich nehmen, sondern 78% davon in fester Form verspeisen. Der tendenzielle Zusammenhang zeigte: Je höher dieser Verzehr, desto niedriger die Faktoren für Fettleibigkeit (BMI, Fettmasse, Taillenumfang). Die Softdrinker-Kids sind also sogar dünner – wie toll ist das denn! Kleiner Wermutstropfen für alle Befürworter des »juvenilen Limo-Abspeckismus«: Dieser »added sugar« liefert insgesamt nur 12% der Energie, die Kinder täglich aufnehmen [6]. Der gleiche Studienleiter konstatierte übrigens in einer Publikation im Jahr zuvor: Zugesetzter Zucker in fester und flüssiger Form steht in keinem Zusammenhang mit Fettleibigkeitsfaktoren bei Kindern [7]. Dies gilt jedoch nicht für hundertprozentigen Fruchtsaft: Zweijährige Kleinkinder, die regelmäßig Fruchtsäfte trinken, haben ein höheres Risiko, bis zum vierten Lebensjahr übergewichtig zu werden [8]. Ist also der »gesunde« O-Saft der eigentliche Bösewicht?

Fakt ist: Fast Food, Softdrinks und Süßigkeiten werden als Dickmacher gebrandmarkt, damit im Grunde ratlose Ernährungsapostel der Öffentlichkeit »Schuldige« präsentieren können – dabei existiert kein einziger Beweis für deren Dickmachereffekt, sondern zeigen die aktuellen Studien entweder keinen oder einen ernährungspolitisch unerwünschten Zusammenhang – und zwar, dass mit höherem Konsum der vermeintlichen Dickmacher ein niedrigeres Körpergewicht verbunden ist.

Wie sieht es mit Zucker und Krankheiten aus?

Auch wenn von einigen Zeitgenossen noch kolportiert wird, Zucker mache »zuckerkrank« (Diabetes) – in der wissenschaftlichen Literatur findet sich kein Beweis, dass Zucker irgendeine Krankheit verursacht oder fördert. Als aktuelles Anschauungsmaterial zur Bestätigung des allgemeinen Erkenntnis-Tohuwabohus dienen neue »Schokostudien« bei Erwachsenen. Vorhang auf: Schokoladenkonsum ist mit einem niedrigen Risiko sowohl für Herzdurchblutungsstörungen und Herzinfarkt [9] als auch für geistigen Abbau verbunden [10]. Des Weiteren zeigte eine im renommierten *British Journal of Nutrition* publizierte Studie, dass der tägliche Konsum von Schokolade in Zusammenhang mit einer verminderten Wahrscheinlichkeit für Insulinresistenz steht [11], einem wichtigen Risikofaktor des metabolischen Syndroms. Dazu sollte man wissen: **Schokolade besteht etwa zur Hälfte aus Zucker** (ca. 50 g in einer 100-g-Tafel).

Ist Schokolade nun ein »ungesunder Dickmacher« oder eine »gesunde Nahrungsmedizin«, die vielleicht gar schlank macht? Denn neben der oben genannten 19-Studien-Analyse ergab bereits 2014 eine paneuropäische Untersuchung, dass Jugendliche mit hohem Schokoladenkonsum einen niedrigeren Körperfettanteil und einen geringeren Bauchumfang im Vergleich zu ihren Altersgenossen mit niedrigem Schokoladenverzehr aufweisen [12]. Eine vergleichbare »inverse Korrelation« beobachteten Forscher auch bei Erwachsenen: je mehr Schokolade, desto niedriger der BMI [13].

Auch diese neuen, zuckersüßen Schokolade-, Süßigkeiten- und Limo-Studien untermauern also das ökotrophologische Universalcredo: Nichts Genaues weiß man nicht …

Alltagstipp: Falls Ihnen im Eifer des argumentativen Gefechts als Ultima Ratio die Universalwaffe aller Ernährungsratschläger an die Schläfe gehalten wird: »Aber *zu viel* Zucker ist doch ungesund!?«, dann lautet die Antwort: Richtig, zu viel ist *immer* ungesund. Zu viel Vollkornmüsli, zu viele Äpfel, zu viel Wasser, zu viele Zwiebeln. Zu viele Smoothies, zu viele vegane Zucchinispaghetti mit Mandelmussoße. Wer seinen Körper mit »zu viel«, egal, wovon, vollstopft, der bekommt Probleme. Nur: Niemand weiß, wovon wie viel zu viel ist – unabhängig davon, um welches Lebensmittel oder um welchen Nährstoff es sich handelt. Weder als allgemeine Richtwerte und schon gar nicht für den einzelnen Mensch als Individuum sind »Zu viel«-Grenzwerte wissenschaftlich belegt.

Erinnern wir uns: Das Hirn ist das Organ mit dem höchsten Zuckerverbrauch im Körper. Überlassen wir daher das letzte Wort dem Arzt und Hirnarbeiter, Wissenschaftsredakteur Dr. Werner Bartens, der in der *Süddeutschen Zeitung* am 16.11.2016 klarstellte: »Zucker ist aus medizinischer Sicht der wichtigste Energielieferant für den Körper, ohne den Leben schlichtweg nicht möglich wäre.« [14]

Sonderfall »Vergärter Zucker«

Neben süßem Zucker nimmt in unseren Breitengraden auch die vergärte Variante, gesamtgesellschaftlich betrachtet, einen besonderen kulinarischen Stellenwert ein: Alkohol. Vergärter Zucker wird hierzulande in flüssiger Form gerne und häufig konsumiert. Für manche ist er Quell wahrer Freude, für andere ein hochprozentiges Problem. An dieser Stelle sind jedoch nicht die psychotropen und sozialen Effekte des Alkoholgenusses bzw. -missbrauchs von Interesse, sondern es sei allein der Zucker-Kohlenhydrat-Vollständigkeit halber auf ein paar »energetische Aspekte« hingewiesen.

Wer Alkohol trinkt, der hemmt damit seine Fettverbrennung erheblich. Der Grund: Auch wenn wir Alkohol trinken, weil es uns gefällt – der Körper erkennt Alkohol umgehend als gefährliche, da giftige Substanz, dessen Abbau extrem wichtig ist. Daher »eliminiert« die Leber den Alkohol sofort. Im Umkehrschluss verlangsamt sich der Fettstoffwechsel – was bedeutet, dass weniger Körperfett abgebaut wird. Hinzu kommt: Alkohol macht hungrig – jeder, der schon mal feiern war, wird diesen besonderen Moment der Nacht kennen, wo es plötzlich nur noch ein Bedürfnis gibt: »Ich brauche jetzt was Herzhaftes zu essen!« Da werden sogar eingefleischte Vegetarier schwach. So ergab eine britische Vegetarierumfrage: Mehr als ein Drittel essen Fleisch, wenn sie betrunken sind – und zwar besonders gerne Döner [15]!

Wer auf seine schlanke Linie achtet, sollte noch Folgendes wissen: Alkohol ist ein äußerst ergiebiger Lieferant von Flüssigenergie. Mit einem Gramm Alkohol trinken wir 7 kcal. Das sind fast doppelt so viele wie ein Gramm Zucker (4 kcal) und kaum weniger, als ein Gramm Fett liefert (9 kcal). Zur Info: Eine 0,5-Liter-Flasche Bier und ein Viertelliter Wein enthalten etwa 20 Gramm Alkohol (140 kcal).

Fazit: Regelmäßig hoher Alkoholkonsum kann aufgrund des Dreifachmechanismus »weniger Fettabbau + mehr essen + Alkoholkalorien« langfristig nicht nur zum berühmten Bierbauch führen, sondern auch insgesamt dicker machen. Wobei die Betonung auf »kann« liegt, denn wie immer gilt: Es kommt stets auf die Gesamtbilanz an. Und schon Paracelsus wusste, dass die Dosis das Gift macht. Daher ist dieser kleine Abschnitt nicht als generelle »Warnung vor Alkohol« zu verstehen, sondern als reine Erweiterung des Wissens mündiger Bürger.

[1] »Confectionery consumption and overweight, obesity, and related outcomes in children and adolescents: a systematic review and meta-analysis«, *The American Journal of Clinical Nutrition* 103, 2016, 1344-56.

[2] »Fast-food consumption and body mass index in children and adolescents: an international cross-sectional study«, *BMJ-Open* 4, 08.12.2014, e005813

[3] »Sugar-Sweetened Beverages and Obesity among Children and Adolescents: A Review of Systematic Literature Reviews«, *Childhood Obesity* 11, 2015, 338–46

[4] »Sugar consumption, metabolic disease and obesity: The state of the controversy«, *Critical Reviews in Clinical Laboratory Sciences* 17, 2015, 1–16

[5] »Sugar-containing beverage intake in toddlers and body consumption up to age 6 years: the Generation R study«, *European Journal of Clinical Nutrition* 69, 2015, 314–21

[6] »Associations between added sugar (solid vs. liquid) intakes, diet quality, and adiposity indicators in Canadian children«, *Applied Physiology, Nutrition, and Metabolism* 40, 2015, 835–41

[7] »Consumption of added sugars from liquid but not solid sources predicts impaired glucose homeostasis and insulin resistance among youth at risk of obesity«, *Journal of Nutrition* 114, 2014, 81–6

[8] »Longitudinal evaluation of 100 % fruit juice consumption on BMI status in 2–5-year-old-children«, *Pediatric Obesity* 11, 2016, 221–7

[9] »Chocolate consumption and risk of myocardial infarction: a prospective study and meta-analysis«, *Heart* 102, 2016, 1017–22

[10] »Chocolate Consumption is Associated with a Lower Risk of Cognitive Decline«, *Journal of Alzheimer's Disease* 53, 2016, 85–93

[11] »Daily chocolate consumption is inversely associated with insulin resistance and liver enzymes in the Observation of Cardiovascular Risk Factors in Luxembourg study«, *British Journal of Nutrition* 115, 2016, 1661–8

[12] »Association between chocolate consumption and fatness in European adolescents«, *Nutrition* 30, 2014, 236–9

[13] »Association between more frequent chocolate consumption and lower body mass index«, *Archives of Internal Medicine* 172, 2012, 519–21

[14] »Unser seltsames Verhältnis zu Zucker«, *Süddeutsche Zeitung online*, 16.09.2016

[15] »Over One Third of Vegetarians Admit to Eating Meat When Drunk«, *Voucher Codes Pro* (online), 08.10.2015

Kombinieren wir die vergleichbaren Ergebnisse des Forschungsdreiecks Sydney, Israel und Heidelberg, so lautet das frei kombinierte Fazit im doppelten Konjunktiv: **»Sollten sich die Ergebnisse bewahrheiten und in künftigen Arbeiten bestätigen lassen, dann könnte sich der Verzehr von viel Kohlenhydraten bei gleichzeitiger Reduktion der Proteinaufnahme nicht nur positiv auf die Gesundheit auswirken, sondern auch zu einem längeren Leben beitragen.«** Falls findige Leser nun bereits im Geiste die neue »Rise-21-Diet – schlank und gesund mit LowProt« austüfteln, um den kommenden Diäthype zu generieren – Tantiemen bitte auf das Konto des Autors!

Doch bevor Sie die Botschaft »Wenig Eiweiß und hoher FGF21 sind gesund« verinnerlichen, muss – wie sich das in der Ernährungsforschung klassischerweise gehört – eine aktuelle Gegenstudie (Oktober 2016) die bisherigen Ergebnisse widerlegen oder zumindest konterkarieren; Auszug Pressemeldung: »Wie eine neue Ernährungsstudie unter Führung des Deutschen Instituts für Ernährungsforschung (DIfE) zeigt, verringert eiweiß*reiches* Essen innerhalb von sechs Wochen bei Menschen mit Typ-2-Diabetes das Leberfett um bis zu 48 Prozent. Dabei war es egal, ob die Kost vorwiegend auf pflanzlichem oder tierischem Eiweiß basierte. Das Leberfett nahm deutlich ab, bei der Hälfte der Studienteilnehmer sogar um mehr als 50 Prozent. Damit verbunden, beobachteten die Forscher günstige Veränderungen des Leber- und Fettstoffwechsels, eine verbesserte Insulinempfindlichkeit der Teilnehmer – und zudem eine deutliche *Abnahme* des Botenstoffs fibroblast growth factor 21 [FGF21] im Blut.« [36]

Natürlich schließt auch diese Studie mit der Standardphrase, nämlich der indirekten Forderung nach mehr Forschungsgeldern: »Letztendlich sind größere und längere Studien notwendig, um die der Beobachtung zugrunde liegenden Stoffwechselmechanismen besser zu verstehen, um die Langzeiteffekte zu untersuchen und um zu prüfen, ob auch jüngere Patienten von der Ernährungsumstellung profitieren würden.«

Nun können Sie wählen, ob Ihnen ein hoher FGF21 lieber ist als ein niedriger Wert. Vielleicht ist es Ihnen auch egal? Wie auch immer, jetzt reicht's erst mal mit Studienwirrwarr, kommen wir zum …

Fazit: Für gesunde Menschen existiert kein Beweis, dass ein Verzicht auf Kohlenhydrate Krankheiten vorbeugt oder gar ein längeres Leben mit sich bringt. Gegebenenfalls ganz im Gegenteil. Prof. Christoph Klotter von der Hochschule Fulda stellte Ende 2016 klar: »Kohlenhydrate im Allgemeinen sind als Nahrungsmittel nicht angreifbar.« [37] Dementsprechend fiel auch 2015 das Fazit eines Übersichtsartikels im Fachmagazin Ernährung im Fokus *des aid infodiensts klar und deutlich aus: »Die Höhe des Kohlenhydratanteils an der Gesamtenergie beeinflusst das Risiko für Adipositas, Diabetes mellitus Typ 2, Bluthochdruck, metabolisches Syndrom, koronare Herzkrankheit und Krebs* nicht.« *[38]*

Essen Sie also Brot, Nudeln, Reis und Co., wann immer Sie möchten. Lassen Sie sich keine frei erfundenen Paranoiastorys zu »bösen Kohlenhydraten« auftischen.

Durch das Weglassen Ihrer Lieblingsbeilagen erreichen Sie höchstens eines: ein Loch auf dem Teller. Ihnen fehlt was. Und das macht weder glücklich noch gesund.

Doch halt – was aber ist mit den zahlreichen Versprechungen, LowCarb könne Krankheiten therapieren oder gar heilen? Wenig Kohlenhydrate würden bei der Behandlung von Diabetes und Herz-Kreislauf-Erkrankungen helfen? Und der Verzicht auf Zucker und Kohlenhydrate sei gar als »Therapie« gegen Krebs geeignet? Nichts leichter, als das zu durchleuchten– kommen Sie mit auf die folgenden Seiten.

Vorher aber noch ein Klassiker: Kennen Sie das *Trennkost-Prinzip*? Findige Verkäufer haben diese »Wunderdiät« ausbaldowert, bei der man Kohlenhydrate und Eiweiß nicht zusammen essen soll – also im Prinzip eine »Akut-LowCarb-Ernährung«, in der immer eine Mahlzeit LowCarb ist, da Beilagen wie Kartoffeln oder Pasta von Fleisch und Fisch getrennt verzehrt werden sollen. Warum und wieso – die vorgeblichen Gründe für den frei erfundenen Nonsens sparen wir uns hier. An dieser Stelle sei der Vollständigkeit halber nur so viel gesagt: Trennkost ist Unsinn und entbehrt jeglichen wissenschaftlichen Beweises. Es wird uns damit nur das Essen erschwert, weil normales Essverhalten unphysiologisch geändert werden muss – denn normalerweise essen wir Fleisch und Fisch zusammen mit Kartoffeln, Nudeln und Reis und nicht getrennt. Oder denken Sie nur mal an die Muttermilch: Liefert die eine Brust nur Kohlenhydrate und die andere nur Eiweiß? Die Natur hat sich im Laufe der Evolution sicher etwas dabei gedacht …

Gluten – »Gift« im bösen Weizen?

Der Weizen darf beim Thema LowCarb und Gesundheit natürlich nicht fehlen: Inbegriff des bösen Kohlenhydrats – und insbesondere sein inneres »Gift«, das Gluten. Dem grundsätzlich harmlosen und allgemein gut verträglichen Weizeneiweiß wird seit einiger Zeit der Ruf eines »multiplen Krankmachers« angedichtet. Wie ist die Sachlage?

Natürlich gibt es Menschen, die Gluten tatsächlich nicht vertragen. Bei ihnen stellen sich nach dessen Verzehr massive Verdauungsprobleme und schlimmstenfalls Darmschäden ein. Sie leiden unter Glutenunverträglichkeit oder fachsprachlich Zöliakie. Wie viele Menschen – oder richtiger wenige – davon betroffen sind, weiß man nicht genau: Für Zöliakie liegt die Prävalenz (Häufigkeit) in Deutschland bei etwa 0,3 % (Medizinische S2-Leitlinie der Deutschen Gesellschaft für Gastroenterologie, Verdauungs- und Stoffwechselerkrankungen [1]). Allein an dieser Zahl sieht man, dass hier in der öffentlichen Wahrnehmung eine Mücke zum Elefanten gemacht wird. Denn für gesunde Menschen bringt ein Verzicht auf Gluten nichts. Außer Löcher in der Geldbörse.

Aber erst einmal zur Wissenschaft: Die Lebensmittelchemikerin Dr. Katharina Scherf von der Technischen Universität München sieht keinen Grund, dass gesunde Menschen zu glutenfreien Nahrungsmitteln greifen: Es gebe keinen wissenschaftlichen Beleg, dass ein Verzicht auf Weizen zu mehr Lebensqualität und Energie führe. Wenn gesunde Menschen glutenfreie Produkte kauften, so sei dies lediglich ein »pfiffiger Marketinggag der Lebensmittelwirtschaft«, die mit Wellness, Fitness und Gesundheit den Verbrauchern Geld aus der Tasche ziehe. Weder die Zunahme von Zöliakie könne wissenschaftlich bestätigt werden noch dass ein Verzicht auf Weizen zu mehr Lebensqualität führe. In der Diskussion um Gluten im Getreide herrschten mangelnde theoretische Kenntnisse, falsche Behauptungen und Fehlinterpretationen vor. Die Debatte mit »Scheinargumenten« zeige die Gefahr, dass sich Deutschland einem »postfaktischen Zeitalter« nähere, sagte die Wissenschaftlerin. [2,3] Postfaktisches Ernährungszeitalter – Sie erinnern sich an die *Breaking News* am Ende von Kapitel 2?

Lassen wir noch einige Experten zu Wort kommen: »Ernähren sich gesunde Menschen rein vorsorglich glutenfrei, kann dies im schlimmsten Fall zu Fehlernährung und Mangelerscheinungen führen«, so Dr. Stephanie Baas, medizinische Beraterin der Deutschen Zöliakie-Gesellschaft (DZG), in einer Pressemitteilung der Gesellschaft [4]. »Auch Verbraucherschützer warnen, eine glutenfreie Ernährung könne bei gesunden Menschen eine Mangelernährung provozieren. Und Experten berichten, bei vielen Patienten sei eine glutenfreie Ernährung überflüssig.« Viele Verbraucher kauften glutenfreie Nahrungsmittel mit dem Gedanken, sich damit gesund zu ernähren, denn der Inhaltsstoff Gluten habe ein ähnlich ungesundes Image wie Fett und Kohlenhydrate. [5] Doch »wenn man viel meidet, kann man Gefahr laufen, dass man es irgendwann im Rahmen einer Allergie wirklich nicht mehr verträgt«, so Prof. Knut Schäkel, Allergologe an der Universität Heidelberg [6].

Interessant ist in diesem Zusammenhang auch Folgendes: Dr. Schär ist *das* Unternehmen, dass sich auf die Herstellung glutenfreier Lebensmittel für Zöliakiekranke spezialisiert hat.

Sein Umsatz hat sich in den letzten zehn Jahren verzehnfacht. Geschäftsführer Ulrich Ladona ist der Boom unheimlich: »Das ist problematisch, muss ich sagen. Gott sei Dank ist nur Deutschland betroffen und nicht ganz Europa, sonst wären wir total überfordert. Und wir rechnen damit, auch in Deutschland wird man wieder zu Vernunft kommen.« Ladona selbst glaubt auch nicht, dass gesunde Menschen von seinen Produkten profitieren. »Es geht auch darum, dass die Landwirtschaft die Ernährung der Weltbevölkerung sicherstellt, und da kann man nicht auf so wichtige Faktoren wie Weizen verzichten, das geht gar nicht.« [6]

Kurzum: Ein Verzicht auf Gluten kostet Gesunde nicht nur unnötig viel Geld, er kann auch Gesundheit kosten!

Krankmacher Weizen?

Und wie sieht es mit Weizen an sich aus? Dass Weizen krank macht, ist – Sie ahnen es – durch keine Studie belegt. »Beim Weizen und seinem Bestandteil Gluten gibt es eine Subgruppe von Menschen, die tatsächlich eine Glutenunverträglichkeit hat – aber über die sprechen wir nicht, wir sprechen jetzt über die, die eigentlich gesund sind, und da gibt es bis jetzt keine Daten von Menschen, die beweisen, dass, wenn man mehr oder weniger Weizen isst, das irgendeinen Unterschied macht bezüglich der Entstehung von Herzinfarkt, Schlaganfall, Krebs, Depression, Tod, Lebensdauer – was auch immer Sie nennen. Das sind momentan alles nur Hypothesen, die, wie viele Hypothesen, auf anderen Hypothesen aufbauend, einer Überprüfung nicht standhalten«, so Prof. Peter Nawroth, Ärztlicher Direktor an der Universität Heidelberg, »was es im Augenblick gibt, das sind interessante Hypothesen ohne klinische Daten. Und meine Vorhersage ist, wenn man diese Hypothesen überprüfen würde [dass Weizen krank macht], dann würde es nicht funktionieren.« [6]

Wie es um den »Augenblick« bestellt ist, das haben die Wissenschaftsjournalisten von »Gute Pillen – schlechte Pillen« (GPSP) analysiert: Alle Behauptungen zu bösem Weizen würden mit Studienergebnissen untermauert, die sich nach sorgfältiger Überprüfung durch GPSP methodisch als sehr schwach entpuppten. Die Weizengegner legten Studien so aus, wie es in ihr Konzept passe, wodurch sich gutgläubige Leser verunsichern ließen. Aber: »Lassen Sie sich nicht verunsichern. Wer nicht an einer weizenassoziierten Krankheit leidet, braucht nicht auf dieses Getreide zu verzichten!« [7] Genauso sehen das auch die Mediziner am Zentrum für Ernährungsmedizin und Prävention, Krankenhaus Barmherzige Brüder in München, unter Leitung von Prof. Christian Rust: »Aus heutiger Sicht gibt es für Gesunde keinen Grund, auf Weizenprodukte zu verzichten. Der Irrglaube, eine gluten- oder weizenfreie Ernährung helfe beim Abnehmen oder sei gesünder, ist eine Modeerscheinung, die keiner wissenschaftlichen Begründung standhält.« [8]

Fazit: Im Prinzip ist die Lösung einfach: Wer glaubt, er leide an einer Glutenunverträglichkeit, der sollte unbedingt zum Facharzt (Gastroenterologen) gehen und sich eine saubere Diagnose stellen lassen. Ein Zöliakie lässt sich durch eine Magenspiegelung mit Dünndarmbiopsie sicher nachweisen. Danach herrscht Klarheit – und die tatsächlich Betroffenen können mit entsprechender Spezialkost gut leben. Wer hingegen seine Mitmenschen mit Glutenleidensgeschichten malträtiert, ohne jemals eine klare, ärztlich gesicherte Diagnose erhalten zu haben, bei dem muss die Frage erlaubt sein: »Sind Sie ein Nutrichonder?«

[1] S2k-Leitlinie Zöliakie: Ergebnisse einer S2k-Konsensuskonferenz der Deutschen Gesellschaft für Gastroenterologie, Verdauungs- und Stoffwechselerkrankungen (DGVS) gemeinsam mit der Deutschen Zöliakie-Gesellschaft (DZG e. V.) zur Zöliakie, Weizenallergie und Weizensensitivität, neuester Stand 4/2014

[2] »Leuten wird Geld aus der Tasche gezogen«, *Südwestpresse*, 22.10.2016

[3] »Weizen schadet Gesunden nicht«, *Badische Zeitung*, 24.10.2016

[4] »Die Diagnose Zöliakie kann nur der Facharzt stellen«, Deutsche Zöliakie-Gesellschaft e.V., Themendienst 11/2015

[5] »Viel Geld für nichts. Die gute Mär vom schlechten Gluten«, *Ärzte-Zeitung*, 18.10.2016

[6] »Schöne neue Essenswelt – Die Angst vor Weizen, Milch und Co.«, 3sat, 24.08.2016

[7] »Weizen macht nicht blöd – Reißerische Ratgeber führen Laien in die Irre«, *Gute Pillen, Schlechte Pillen* (online), 28.09.2015

[8] »Ist Weizen ungesund?«, ZEP Zentrum für Ernährungsmedizin und Prävention, Krankenhaus Barmherzige Brüder, München, Newsletter, Juli 2015

4

LOWCARB ALS ARZNEIKOST?

Mit dem bisherigen Wissen aus den vorangegangenen Kapiteln lässt sich folgendes Zwischenfazit ziehen: Ernährungswissenschaft kann weder belastbare Beweise für gesunde oder ungesunde Lebensmittel noch für dick machende oder schlank haltende Kost liefern. Des Weiteren existieren keine Belege, dass eine kohlenhydratreduzierte Ernährungsform im Lauf des Lebens die Gesundheit erhält respektive vor Krankheiten schützt oder gar ein längeres Leben mit sich bringt. Das ist nicht mehr als propagandistisch aufgeblasenes Wunschdenken der LowCarb-Powersellerfraktion.

Neben den genannten Aspekten der »Primärprävention«, also Gesunderhaltung, Krankheitsprophylaxe (Vorbeugung), wird seitens der LowCarb-Päpste immer wieder die »Therapie« diverser Erkrankungen durch Kohlenhydratreduktion unters Volk gebracht. So hört und liest man, LowCarb-Kost helfe beispielsweise bei Typ-2-Diabetes, Herz-Kreislauf-Erkrankungen wie KHK und Krebs. Diese Mythen von »LowCarb als Arzneikost« wollen wir auf den folgenden Seiten durchleuchten.

LowCarb und KHK

Wesentliche, teils sicher überraschende Aspekte zwischen Kohlenhydraten und KHK wurden im vorigen Kapitel dargestellt. Die Ursachen der Herzerkrankungen sind vielfältig, und dementsprechend komplex ist ihre Entschlüsselung, wie aktuelle Erkenntnisse der Deutschen Gesellschaft für Kardiologie-Herz-und Kreislaufforschung e.V. (DGK) zeigen. Auszug aus der Pressemeldung anlässlich des Europäischen Kardiologiekongresses (ESC) 2016 in Rom: »Übergewicht und ein hoher Body-Mass-Index (BMI) könnten Hinweise darauf sein, dass auch die Blutfettwerte eine ungesunde Entwicklung nehmen, so eine verbreitete Meinung. Dass dem allerdings nicht so ist, zeigt die internationale DYSIS-Studie, die auf dem ESC präsentiert wurde. Im Rahmen von DYSIS (Dyslipidemia International Study) wurden mehr als 50.000 Patienten in 30 Ländern untersucht. Die Autoren analysierten unter anderem den Zusammenhang zwischen Body-Mass-Index (BMI), LDL- sowie HDL-Cholesterin und Triglyceriden. ›Wir konnten keinen Einfluss des Body-Mass-Index auf das LDL-Cholesterin finden‹, berichtet Dr. Dominik Lautsch. Der Body-Mass-Index sollte daher nicht als Basis für die Durchführung eines Lipidprofils bei einem individuellen Patienten dienen, da eine Schlussfolgerung von Körpergewicht oder BMI auf Cholesterin nicht möglich ist.« [1] Gewicht und BMI liefern also *keine* Hinweise auf Blutfettwerte, die wesentliche Parameter der Diagnose einer KHK darstellen.

Wie gesagt, die Ursachenforschung ist komplex – weit komplexer als die Reduzierung auf »böse Brötchen, perfide Pasta«. Die folgenden Studienergebnisse bieten einen kleinen Einblick. »Ein niedriger sozioökonomischer Status ist mit einem höheren Risiko verbunden, nach einem vorangegangenen Herzinfarkt ein neuerliches Mal einen Herzinfarkt oder Schlaganfall zu erleiden. Die Studie mit rund 30.000 Patienten mit einem früheren Herzinfarkt ergab, dass das Risiko eines neuerlichen kardiovaskulären Ereignisses bei Personen im höchsten Einkommensfünftel um 36 Prozent niedriger war als bei Menschen, die den 20 Prozent der Bevölkerung mit dem niedrigsten Einkommen angehören. Bei geschiedenen Patienten stieg das Risiko im Vergleich zu verheirateten Personen um 14 Prozent«, so die Deutsche Gesellschaft für Kardiologie (DGK) in einer Pressemitteilung [2]. Etwas vereinfacht formuliert: Arme und geschiedene Menschen haben häufiger einen zweiten Herzinfarkt als Bürger mit mehr Geld und Verheiratete.

Außerdem spannend für Frauen: Frühe Wechseljahre erhöhen das KHK-Risiko. »Das KHK-Risiko von Frauen hängt nicht nur vom Lebensalter, sondern laut Ergebnissen einer aktuellen Studie auch vom Alter zu Beginn der Menopause ab. Frauen, bei denen die Menopause vor dem 45. Lebensjahr einsetzt, haben ein erhöhtes Risiko, eine KHK zu entwickeln.« Auch die Sterblichkeitsrate liege höher als bei Frauen, bei denen die Wechseljahre später einsetzten, wie Forschungen der Universität Rotterdam herausgefunden haben. [3] In dieser Großstudie wurden 32 Einzelstudien mit fast 300.000 Frauen analysiert; bei etwa 45.000 wurde eine KHK diagnostiziert. Die Forscher unterschieden dabei zwischen Frauen, die vor und nach dem 45. Lebensjahr in die Wechseljahre kamen [3].

Falls Sie sich jetzt fragen: »Warum wird das hier so breit erwähnt, ich will doch etwas über LowCarb und KHK wissen!?«, lautet die Antwort: Mit den genannten aktuellen Ergebnissen, die nur einen kleinen und selektiven Einblick in die medizinische Risikoforschung zur Haupttodesursache in Deutschland, KHK, geben, können Sie sich ein Bild davon machen, wie alle möglichen Lebensstilfaktoren das Ursachengeflecht für KHK beeinflussen. Einerseits haben unter anderem der gesellschaftliche und familiäre Status sowie das Einsetzen der Menopause einen Einfluss auf KHK, andererseits spielt es keine Rolle für Cholesterin und Co., also zentrale KHK-Diagnoseparameter, ob jemand dick oder dünn ist. Wie will man da die therapeutische Relevanz von Brot und Kartoffeln, Pasta und Reis herausextrahieren, insbesondere im Hinblick auf die massiven Limitierungen der Ernährungsstudien? Sie ahnen es: Das ist nahezu unmöglich. Aber natürlich sollen auch hier ein paar Korrelationen und aktuelle Erkenntnisse nicht unerwähnt bleiben:

Bereits 2010 konnte eine dreiarmige randomisierte kontrollierte Studie im kardiologischen Fachjournal *Circulation* zeigen, dass es für den Einfluss auf die Gefäßverkalkung (Arteriosklerose) *keine* Rolle spielte, ob die abnehmwilligen Probanden zwei Jahre lang eine »Mittelmeer-«, LowCarb- oder LowFat-Diät befolgten [4]. Zwei Jahre darauf erschien in einer der medizinischen Topfachzeitschriften, dem *British Medical Journal*, eine große Korrelationsstudie, durchgeführt an mehr als 40.000 schwedischen Frauen – mit dem gar nicht so LowCarb-freundlichen Ergebnis, dass eine eiweißreiche und kohlenhydratarme Ernährung das Risiko für Herzinfarkt und Schlaganfall deutlich *steigern* kann [5]. Dabei spielte es keine Rolle, ob die Proteinquellen primär »ungesunder« tierischer Herkunft waren oder aus »gesunder« pflanzlicher Kost stammten. Dazu titelte seinerzeit *Der Spiegel online*: »Low-Carb erhöht Risiko für Herz-Kreislauf-Erkrankungen« und zitierte eine Wissenschaftlerin vom Deutschen Institut für Ernährungsforschung: »Die Langzeiteffekt sind bis heute nicht ausreichend geklärt.« [6] Daran hat sich auch einige Studien und fünf Jahre (2016) später nicht viel geändert – so lautete die Lieblingseinleitung aller Ernährungsstudien auch in einer Publikation im *British Journal of Nutrition* [7]: »Die Effekte von LowCarb-Ernährungsformen auf das Körpergewicht und das kardiovaskuläre Risiko sind *unklar*, und bisherige Studien haben unterschiedliche Ergebnisse geliefert.« Die Studienleiter führten daher eine umfangreiche Metaanalyse (Untersuchung vieler bereits publizierter Studien) der vorhandenen, hochwertigen RCTs durch, um den Zusammenhang zwischen LowCarb, LowFat und Körpergewicht sowie KHK-Risikofaktoren zu untersuchen. Elf Studien mit insgesamt 1.369 Probanden erfüllten die strengen wissenschaftlichen Kriterien der Forscher, die herausfanden, dass LowCarb-Ernährung einerseits einen geringfügig besseren Gewichtsverlust zeigte, andererseits jedoch das »böse« LDL-Cholesterin anstieg, und das dient als einer der Hauptdiagnoseparameter für KHK.

Fazit: Der Verzicht auf Brötchen ist definitiv keine »KHK-Therapie« und trägt nicht zu verbesserten Blutfettwerten bei (der Frage nach einem potenziellen Vorteil in puncto Gewichtsverlust gehen wir im folgenden Kapitel gezielt auf den Grund).

LowCarb und Typ-2-Diabetes

Kommen wir zur nächsten Volkskrankheit, die eng mit KHK assoziiert ist: Typ-2-Diabetes. (Typ-1-Diabetes ist eine Autoimmunerkrankung und hat mit Ernährung nichts zu tun.) Auch wenn die »Zuckerkrankheit« alles andere als eine neumodische Erkrankung ist und zahlreiche unterschiedliche Arzneimittelwirkstoffe zur Therapie zur Verfügung stehen, so verdeutlicht auch hier ein aktuelles Pressestatement des Helmholtz-Zentrums München vom August 2016 die vertrackte Sachlage: »Unsere Gesellschaft steht durch den rapiden Anstieg von Übergewicht und der damit verbundenen Verbreitung von Typ-2-Diabetes vor einer enormen Herausforderung. Immer noch fehlt es an effizienten und sicheren Medikamenten, um diese Entwicklung aufzuhalten. Dies liegt vor allem daran, dass die Mechanismen des Zucker- und Energiestoffwechsels immer noch *unzureichend* erforscht sind.« [8] Das sollte man wissen, um die Versprechungen der LowCarb-Päpste richtig einordnen zu können. Ebenfalls interessant: »Epidemiologische Studien belegen, dass ein hoher Proteinanteil in der Ernährung mit einer hohen Diabetesrate einhergeht«, gab das Deutsche Krebsforschungszentrum im gleichen Monat wie das Helmholtz-Zentrum bekannt [9]. Doch genug der Vorworte, steigen wir in die selektive Studienanalyse ein, allesamt aktuelle Publikationen aus dem Jahr 2016:

Diabetiker haben im Allgemeinen ein hohes Risiko für kardiovaskuläre Erkrankungen. Die Daten zeigen eine Koinzidenz, also ein gemeinsames Auftreten von KHK und Diabetes, zwischen etwa 25 und 50 % [10]. Daher ist es naheliegend, in der wissenschaftlichen Forschung KHK-relevante Parameter besonders bei Diabetikern zu untersuchen. So erforschte ein Studienteam die Langzeiteffekte einer sehr niedrigen LowCarb-Diät im Vergleich zu einer LowFat-Diät auf die durch Blutfluss erzeugte Erweiterung der Gefäße (FMD). Diese FMD (Flow-Mediated-Dilatation) ist eine Methode, um die Gesundheit der Gefäße zu bestimmen. Das Ergebnis: Die Wissenschaftler konnten *keinen* Unterschied zwischen LowCarb und LowFat auf die FMD bei Typ-2-Diabetikern feststellen [11].

Ebenfalls keine Unterschiede ergab der »Kritische Review von LowCarb-Ernährungsformen bei Typ-2-Diabetikern« hinsichtlich diverser Stoffwechselparameter inklusive Kontrolle des Blutzuckerspiegels [12]. Die Forscher begutachteten neun Metaanalysen mit insgesamt 153 Studien – nur zwölf Studien genügten ihren Kriterien einer kritischen Überprüfung. Im Endergebnis konnte *keine* Differenz der Untersuchungsparameter zwischen einer LowCarb-Diät oder Ernährungsformen mit hohem Kohlenhydratanteil (HighCarb) festgestellt werden. Weiterhin resümierten die Autoren: »Die unterschiedliche Qualität der Studien, die in früheren Metaanalysen berücksichtigt wurden, erklären die vorherigen, uneinheitlichen Ergebnisse bisheriger Metaanalysen.« Das ist übrigens eines der weiteren großen Mankos der »bemitleidenswerten« Ernährungsforschung: uneinheitliches (oder gerne auch willkürliches) Studiendesign, das eine Vergleichbarkeit der Ergebnisse durch unabhängige Drittforscher extrem erschwert bis unmöglich macht – ist das gewollt seitens der Autoren oder einfach nur Zufall? Darüber lässt sich sicher vorzüglich spekulieren ... Doch bleiben wir bei den Fakten.

Zu einem wichtigen Untersuchungsparameter bei (Prä-)Diabetikern gehört die Insulinresistenz, die auch als Vorstufe von Diabetes angesehen wird. Die Erklärung in Kurzform: Die Insulinresistenz beschreibt, wie gut/sensibel die Körperzellen auf das Hormon Insulin reagieren, sodass sie die »Türen aufmachen und den Blutzucker reinlassen, wenn Insulin anklopft«. So war das Ziel einer weiteren Studie, den Einfluss einer LowCarb- und LowFat-Diät auf die Insulinresistenz bei Übergewichtigen und Adipösen zu untersuchen. Um das Ergebnis auf den Punkt zu bringen: (mal wieder) *kein* Unterschied feststellbar [13].

Auf der Suche nach dem kleinen Unterschied waren auch die Forscher der bereits erwähnten EPIC-Studie und wollten mit einem Rechenmodell herausfinden, ob ein Austausch von Kohlenhydraten durch unterschiedliche Fette in der Ernährung von Typ-2-Diabetikern einen Einfluss auf die Sterblichkeit zeigt. Von knapp 6.200 Probanden starben in neun Jahren knapp 800. Diesmal fanden sie, was sie suchten: Ein genereller Austausch von Kohlenhydraten durch Fette (also in Richtung LowCarb) war mit einem *höheren* Gesamtsterblichkeitsrisiko verbunden [14]. LowCarb kann man demnach nicht unbedingt als »therapeutisch wirksame Maßnahme« bezeichnen ...

Sind Sie studienergebnistechnisch noch ein wenig aufnahmefähig? Dann folgen noch zwei spannende Diabetiker-Zucker-Schoko-Studien. Wie an anderer Stelle bereits erwähnt: Der Mythos, dass Zucker zuckerkrank macht, der hält sich in den Köpfen wie mit Pattex – extra stark in die Synapsen geklebt. So erklären auch die folgenden Wissenschaftler den Hintergrund/Anlass ihrer Forschung: »Der Zuckerkonsum, besonders aufgrund Softdrinks, wird von den Medien gemeinhin für den globalen Anstieg von Typ-2-Diabetes verantwortlich gemacht.« Also haben die Autoren systematische Reviews und Richtlinien analysiert, um den Zusammenhang zwischen Zucker und Diabetes zu ergründen. Fazit: Zucker hat *keinen* eigenständigen diabetogenen, das heißt einen diabetesfördernden Effekt auf physiologischer (körperlicher) Ebene. Damit sollte der Mythos »Zucker macht zuckerkrank« endgültig erledigt sein. Und so fordern die Forscher: Zuerst sind Beweise zu erbringen, um eine Forderung nach weniger als 10% der Energieaufnahme durch Zucker zu rechtfertigen [15]. Denn einfach willkürlich ohne Evidenz den bösen Zucker zu verbannen, das könnte die Zahl an Diabetikern noch weiter in die Höhe treiben. »Schokoladenverzehr war invers mit Typ-2-Diabetes assoziiert«, so das Ergebnis der »Main-Syracuse-Longitudinal-Study« (1975 bis 2010). Teilnehmer, die nie oder kaum Schokolade aßen, hatten ein fast doppelt so hohes Risiko, im Fünf-Jahres-Beobachtungszeitraum an Diabetes zu erkranken, wie Probanden, die öfter als einmal pro Woche dem Schokokonsum frönhten [16]. Und eine Studie, veröffentlicht im *British Journal of Nutrition*, zeigte, dass der tägliche Konsum von Schokolade in Zusammenhang mit einer verminderten Wahrscheinlichkeit für Insulinresistenz steht, einem wichtigen Risikofaktor des metabolischen Syndroms [17]. Schokolade, Sie erinnern sich, besteht zur Hälfte aus *Zucker*.

Bevor gleich der Zucker in Ihrem Hirn vor lauter geistig-intensiver Studienverarbeitung verbraucht ist und Sie hungrig und unkonzentriert werden, folgt noch das diabetische LowCarb-Finale: »LowCarb-Diäten und Typ-2-Diabetes: Wie sieht die aktuellste Beweislage aus?«, so der Titel einer Studie, die Klarheit schaffen möchte, denn: »Es zeigt sich Verunsicherung sowohl bei medizinischen Fachkräften als auch bei den Diabetikern hinsichtlich der Eignung von LowCarb-Diäten bei Typ-2-Diabetes.« Wohl wahr. Die Autoren zogen zur endgültigen Klärung dieses nebulösen Sachverhalts nur RCTs heran, also Studien höchster Qualität, in denen LowCarb mit einem höheren Kohlenhydratverzehr bei Diabetikern verglichen wurde. Studienziele waren die Messung von: Körpergewicht, eines speziellen Blutstoffs, der zur Kontrolle der Einstellung des Blutzuckers bei Diabetikern dient (glykolisiertes Hämoglobin, HbA1), Blutdruck, Blutfettwerte, Therapietreue und Blutzuckerkontrolle der Patienten. Das Resümee der Arbeit lautet: »Zusammenfassend lässt sich feststellen, dass Studien zu LowCarb-Diäten daran *gescheitert* sind, eine Überlegenheit gegenüber Ernährungsformen mit höherer Kohlenhydratzufuhr zu zeigen – und zwar bei allen untersuchten Studienparametern.«

Die Schlussfolgerung der Autoren kann als Fazit dieses Unterkapitels dienen: »LowCarb-Diäten können nicht als Standardbehandlung für Typ-2-Diabetiker empfohlen werden.« [18] Damit kann die Phrase »LowCarb ist gesund und therapeutisch hilfreich für Diabetiker« endgültig ad acta gelegt werden, richtig?

Dicke Luft und dicke Brüder = Diabetes?

Vielleicht sollten sich die Diabetesforscher, statt sich auf Zucker und Brot zu konzentrieren, vermehrt dem Feinstaub widmen, denn ist der eigene Wohnort durch Luftverschmutzung belastet, steigt auch das Risiko, eine Insulinresistenz als Vorstufe von Typ-2-Diabetes zu entwickeln. Das berichten Wissenschaftlerinnen und Wissenschaftler des Helmholtz-Zentrums München und des Deutschen Zentrums für Diabetesforschung (DZD): »Luftverschmutzung ist daher gerade für Menschen mit gestörtem Glukosestoffwechsel langfristig ein Risikofaktor für Typ-2-Diabetes.«[19] Und das ist ein Thema von allgemeiner Relevanz, denn gemäß der Weltgesundheitsorganisation (WHO) leiden mehr als 90 % aller Menschen unter Luftverschmutzung [20].

Schlechte Luft allein ist schon schlimm, aber herrscht in der Firma auch noch zwischenmenschlich »dicke Luft«, die zu Jobunsicherheit und Arbeitsplatzverlustängsten führt, dann steigt das Diabetesrisiko einer Studie des University College of London zufolge um weitere 19 % [21]. So richtig »akkumuliert übel« ergeht es denjenigen, die Angst um ihren Schichtarbeitsplatz haben: So warnte die Deutsche Diabetes Gesellschaft (DDG) im Oktober 2016, dass bei Männern das Diabetesrisiko durch Schichtarbeit um bis zu 37 % ansteigt, bei Krankenschwestern sogar um 58 Prozent! [22] Wirklich spannend wird es, wenn man zudem diese »intrafamiliären« Risikofaktoren berücksichtigt: Ehepartner und Geschwister. Denn sind Erstere fett und Letztere zuckerkrank, dann steigt die Wahrscheinlichkeit, dass

Mann oder Frau ebenfalls einen Diabetes entwickelt, signifikant um 20 bis 30 % [23]. Grundsätzlich ist Diabetes eng mit dem Erbgut verbunden: »Diabetes ist vererbbar, und zwar besonders Typ-2-Diabetes. Typ 2 hat im Vergleich zu Typ 1 eine viel stärkere genetische Komponente. Die Konkordanz [Übereinstimmung] bei eineiigen Zwillingen beträgt bei Typ-2-Diabetesform fast 100 Prozent.« Fast 60 % der Geschwister von Typ-2-Diabetikern und etwa 40 % der Nachkommen von Eltern mit dieser Diabetesform würden im Laufe ihres Lebens ebenfalls daran erkranken. Haben beide Eltern Typ-2-Diabetes, dann betrage das Erkrankungsrisiko der Nachkommen sogar stolze 70 bis 80 %. [24]

Eines ist klar: Mit LowCarb und Kohlenhydraten hat das alles nichts zu tun. Vor diesem Hintergrund sollte man auch die Tatsache sehen, dass 70 % aller Typ-2-Diabetiker und 90 % aller stark Übergewichtigen an einer nichtalkoholischen Fettleber (NAFLD, Non-alcoholic fatty liver disease) leiden [25]. Diese Erkrankung wird von LowCarb-Gurus mit Brot- und Zuckerverzicht »behandelt«. Als Hauptrisikofaktoren jedoch werden Fettleibigkeit und Diabetes diskutiert [25] – nicht Kohlenhydrate. Dementsprechend allgemein formuliert auch Prof. Elke Roeb, Hepatologin (Leberspezialistin) der Uniklinik Gießen-Marburg und Mitautorin der medizinischen Leitlinie »Nichtalkoholische Fettlebererkrankungen«, die unter Federführung der Deutschen Gesellschaft für Gastroenterologie, Verdauungs- und Stoffwechselkrankheiten (DGVS) entstanden ist, die Behandlung der Fettleber: »Die Therapie ist denkbar einfach: sich mehr bewegen und weniger essen.« [25] Auch hier: keine explizit fokussierte Kohlenhydratreduktion.

LowCarb und Krebs

Kommen wir nun zu einem hochsensiblen Thema: Krebs. Oftmals ist die Verzweiflung Krebskranker und ihrer Angehörigen groß – sie greifen zu jedem therapeutischen Strohhalm und vertrauen leider auch immer wieder perfiden Ernährungsscharlatanen, die Krebsdiäten verkaufen. Insbesondere wird dabei der Verzicht auf Zucker und Kohlenhydrate als Therapie propagiert, um »Krebszellen auszuhungern«. Was ist dran an diesen heilsbringenden Low-Carb-Krebsdiäten? Gibt es überhaupt spezielle Krebsdiäten?

Aktuelle unmissverständliche Pressestatements des Deutschen Krebsforschungszentrums (DKFZ) bringen Klarheit: »Generell empfehlen wir – wie auch die Deutsche Gesellschaft für Ernährungsmedizin – keine speziellen Krebsdiäten.« [26] Denn für keine der zahlreichen Diäten, die von verschiedenen Seiten vorgeschlagen werden, sei eine Wirksamkeit belegt. Versuche, mithilfe einer strengen Diät den Krebs »auszuhungern«, seien nicht ratsam und könnten schädlich sein. »Auch Übergewichtige sollten während der Therapie nicht hungern. Ihr Körper braucht dann all seine Energie, um den Krebs zu bekämpfen und die Nebenwirkungen der Behandlung wegzustecken«, erklärt Dr. Susanne Weg-Remers, Leiterin des Krebsinformationsdienstes beim DKFZ [26]. Sie rät stattdessen: »Krebspatienten sollten, wenn irgend möglich, normal essen. Außerdem sollten sie mehr Kohlenhydrate zu sich nehmen als Gesunde.« Auch vor der prophylaktischen Einnahme von Vitaminen warnt Weg-Remers: Zusätzliche Vitamine benötigten in der Regel höchstens Patienten, die einen klinisch nachgewiesenen Vitaminmangel haben. »Krebspatienten ohne Vitaminmangel empfehlen wir keine Nahrungsergänzungsmittel. Sie sind nicht nur unnötig – zusätzliche Vitamine können sogar schädlich sein.« [26] Damit sollte alles gesagt sein, oder? Wenn nicht: nachfolgend ein paar weitere klare Aussagen.

Nur kurze Zeit später, anlässlich des Welternährungstags am 16. Oktober 2016, gab das DKFZ eine Pressemeldung zu »Ernährungsmythen bei Krebs« heraus, beispielsweise »Zuckerverzicht bremst Krebswachstum« [27]. Oft erreicht das DKFZ die Frage, »ob Zucker das Tumorwachstum ankurbelt. Tatsächlich gibt es Beobachtungen, die darauf hinweisen, dass Krebszellen einen anderen Energiestoffwechsel haben als normale Zellen. Doch klar ist auch: Das gilt längst nicht für alle Zellen, längst nicht für jede Krebsart und jede Krankheitssituation. Ein vollständiger Verzicht auf Zucker ist also gar nicht notwendig. Die aktuellen Leitlinien zur Ernährung von Krebspatienten sagen sogar ganz klar: Der Nutzen einer Ernährungsweise, bei der man völlig auf Zucker und womöglich noch alle anderen Kohlenhydrate verzichtet, ist bisher nicht belegt.« Es folgt sogleich die Antwort auf die Frage: »Lässt sich Krebs ›aushungern‹? Wer gleich ganz auf Kohlenhydrate verzichtet oder gar fastet, tut sich meist nichts Gutes. Das können sich die meisten Krebspatienten gar nicht leisten, ohne dramatisch an Gewicht zu verlieren.« Last, but not least, weil es einfach wichtig ist, noch einmal die Gretchenfrage: »Gibt es spezielle Diäten, die Krebspatienten guten Gewissens zu empfehlen sind? *Studien, die die Wirkung spezieller Krebsdiäten eindeutig belegen, fehlen.* Grundsätzlich weiß man heute: Jede sehr einseitige Form der Ernährung schadet eher, als dass sie etwas nutzt.«

Ähnlich wie das DKFZ sieht die Sachlage auch Prof. Michael Schoenberg, der 17 Jahre lang Chefarzt der chirurgischen Abteilung und ärztlicher Direktor am Rotkreuzklinikum in München war und heute Menschen mit Krebs berät und begleitet: »Ich denke, es darf bezweifelt werden, dass es eine Krebsdiät gibt, die pauschal auf alle Patienten und alle unterschiedlichen Krebserkrankungen übertragen werden kann, da jeder Mensch unterschiedlich verstoffwechselt.« Es gebe keine guten Studien, die zeigen, dass eine sogenannte Krebsdiät die Krankheitsprognose verbessere. Immer wieder diskutiert werde beispielsweise die ketogene Diät (siehe Infokasten), bei der weitgehend auf Kohlenhydrate, vor allem auf Zucker verzichtet wird. »Der Beleg, dass sie das Tumorwachstum hemmt, steht aber noch aus«, so Schoenberg [28].

Fazit: Wer Krebs mit LowCarb behandeln, therapieren oder gar heilen will, der gehört vom Hof gejagt. Denn damit wird nur schamlos die Hilflosigkeit und Verzweiflung von Krebskranken und deren Angehörigen ausgenutzt!

Eigentlich ist es überflüssig, darauf hinzuweisen, aber der Vollständigkeit halber sei der Satz niedergeschrieben: Neben fehlenden Beweisen eines therapeutischen LowCarb-Effekts bei bestehender Krebserkrankung existiert keine einzige Studie, die stringente Korrelationen, geschweige denn einen Beweis liefert, dass Kohlenhydrate Krebs auslösen, verursachen oder fördern (diese Forschungslücke, engl. »research gap«, gilt im Übrigen für alle Lebensmittel).

Grundsätzlich gut zu wissen beim Thema Krebs ist die Tatsache, wie »willkürlich« – wissenschaftlich weder vorhersehbar noch nachvollziehbar – Tumorerkrankungen auftreten. Wie unterscheiden sich beispielsweise Ethnien oder Geschlechter hinsichtlich ihres Krebsrisikos? Amerikanische Forscher haben dazu interessante Resultate vorgelegt, die auf langfristig erhobenen Daten von mehr als 1,3 Millionen Krebsfällen aus der Region Los Angeles basieren (Abbildung 3). Nun stellt man sich folgende Fragen: Warum haben Latinas insgesamt das niedrigste Tumorrisiko? Wieso bekommen gerade schwarze Männer am häufigsten Krebs? Wieso leiden vietnamesische Männer am seltensten unter allen Männern an Krebserkrankungen? [29] Antworten auf diese Fragen hat niemand. Man weiß es einfach

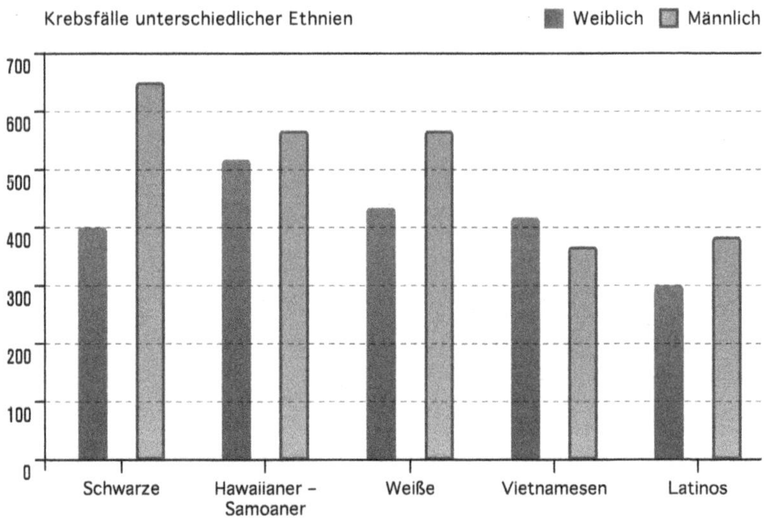

Krebsfälle bei unterschiedlichen Ethnien.
https://pressroom.usc.edu/files/2016/08/top5-infographic.094222.png)

nicht. Und wer glaubt, hier Kohlenhydrate ins Spiel bringen zu müssen, der kann genauso gut Kaffeesatzlesen, seine Glaskugel befragen oder bei der Astro-TV-Hotline anrufen.

Ketogene Diät = Wahn oder Wunder?

Die ketogene Ernährung oder Ketodiät ist »LowCarb extrem«, also am unteren Ende der Kohlenhydratskala angesiedelt – denn hier »dürfen« die Essgläubigen nur noch 0 bis maximal 50 Gramm Kohlenhydrate (KH) am Tag zu sich nehmen (entspricht etwa einem Nutellabrötchen). Im Umkehrschluss bedeutet das: Die fehlenden, benötigten KH-Kalorien werden durch Fett und Eiweiß ersetzt und aufgenommen (sofern man nicht in einen Energiemangelzustand geraten möchte, was ja bei Diäten durchaus der Fall sein kann ...). Etwa 70% des täglichen Speiseplans bestehen demnach aus Fett und 20% aus Eiweiß.

Da ein physiologisch normaler Stoffwechsel mit ausreichender Glukoseproduktion aus KH nun nicht mehr möglich ist und so der Körper seines Haupttreibstoffs »beraubt« wird, macht er in dieser Notsituation Folgendes, um nicht am Energie-/Glukosemangel zu krepieren: In der Leber werden aus Fetten Ketonkörper gebildet, die als Ersatzenergielieferanten herangezogen werden. Dieser Prozess wird »Ketogenese« genannt. Darunter »versteht man die Bildung von Ketonkörpern im Stoffwechselzustand des Kohlenhydratmangels. Kohlenhydratmangel entsteht z. B. durch länger anhaltende Nahrungskarenz [Verzicht], aber auch bei

Diabetes mellitus, wenn vorhandene Glukose nicht in die Zellen aufgenommen werden kann.« Bestehe eine längere Nahrungskarenz, decke das Gehirn seinen Energiebedarf zu einem immer größer werdenden Anteil aus der Oxidation der Ketonkörper. [1]

Armes Hirn! Sie erinnern sich: Unser Oberstübchen ist der größte Glukoseverbraucher im gesamten Körper; etwa 120 g Zucker werden normalerweise pro Tag verfeuert, um die optimale Leistungsfähigkeit (stets je nach individueller Ausstattung) des Gehirns zu gewährleisten. Und jetzt das: Obgleich alle Körperfunktionen normal laufen, muss aufgrund der Ketodiät (salopp formuliert) auf »künstlichen Diabetesstoffwechsel« umgeschaltet und die »B-Nahrung« Ketonkörper verbraucht werden. Ob das unserem Hirn schmeckt? Notlösungen sind meist nie so gut wie das Original … so wundert es auch nicht, dass Ketoprobanden über Kopfschmerzen, Verstopfung, Durchfall, Erschöpfung und Muskelkrämpfe klagen [2,3]. In der Populärliteratur werden häufig noch Schwindel, Mundgeruch und Magenschmerzen als »mögliche Nebenwirkungen« erwähnt [4]. »Anfangs kann es zu Kopfschmerzen und Blutdruckproblemen kommen aufgrund des hohen Wasser- und Salzverlustes«, erklärt Ernährungswissenschaftlerin und Ketoexpertin Ulrike Gonder [5]. Und auf der Website der Universität Freiburg kann man zur ketogenen Diät lesen: »Als häufige Nebenwirkungen in der Anfangsphase sind Verstopfung, Müdigkeit, Erbrechen und Übelkeit zu nennen, diese verschwinden jedoch in der Regel nach einigen Wochen. Als langfristige, jedoch seltene Komplikationen sind Nierensteine und eine reduzierte Knochenmasse zu nennen.« [6]

Des Weiteren führt eine verstärkte Synthese der Ketonkörper (Ketogenese) sowohl beim Fasten als auch bei Diabetes zu einer Ansäuerung des Bluts (Ketose oder sogar Ketoazidose) [1]. Dabei besteht bei einer extrem kohlenhydratarmen (insbesondere kalorienreduzierten) Ernährung sogar die Wahrscheinlichkeit einer gefährlichen Übersäuerung des Bluts, wenn die Konzentration an Ketonkörpern aufgrund übermäßiger Ketogenese sehr hoch steigt. Saures Blut? Klingt nicht gut, ist auch nicht gesund und schlecht für die Knochen (mögliche Demineralisierung, siehe auch »LowCarb geht auf die Knochen?«). Eines dieser Ketone ist das Aceton – auch »Hungeraceton« genannt, weil es im Hungerzustand (Kohlenhydratmangel) bei der Ketogenese freigesetzt [7] und je nach Konzentration abgeatmet werden muss (um es zu entgiften). Bei Diabetikern (und Hardcore-Ketos) kann man dieses üble Stöffchen dann als fiesen Mundgeruch wahrnehmen – Betroffene riechen aus dem Mund nach überreifem, fauligem Obst oder Nagellackentferner. Kein gutes Zeichen, denn das kann auf eine gefährliche Stoffwechselentgleisung hinweisen.

Zeit für die Zwischenfrage: Warum folgen Menschen aus freien Stücken einer Ketodiät, obgleich das alles bis hierher nicht besonders gesund klingt?

Lassen wir einen dpa-Artikel von September 2016 antworten: Befürworter einer solchen Ernährungsweise glaubten, dass die streng kohlenhydratarme Diät nicht nur zur Gewichtsabnahme führe, sondern auch günstige Auswirkungen auf schwere Erkrankungen haben können. Für Letzteres fehlten eindeutige wissenschaftliche Belege. »Von ärztlicher Seite zu empfehlen ist eine ketogene Ernährung nur bei kindlicher Epilepsie«, erklärt Professor Georg Wechsler. Der Facharzt für Innere Medizin aus München ist Präsident des Bundesverbands Deutscher Ernährungsmediziner (BDEM). Aus seiner Sicht habe die ketogene Diät viele Nachteile und Nebenwirkungen. So bringe die Ketokost beispielsweise mit sich, dass die Harnsäureproduktion steigt: »Damit besteht ein erhöhtes Risiko, an Gicht zu erkranken. Wer sich ketogen ernährt, sollte daher regelmäßig die Harnsäure kontrollieren lassen«, empfiehlt Wechsler, der diese Ernährungsform eine »Außenseiterdiät« nennt [8].

Außerdem glauben »Ketonisten« daran, dass ihre Ernährungsweise das Wachstum von Krebszellen hemmen kann. Was grundsätzlich von Krebsdiäten zu halten ist (nämlich nichts), wurde in diesem Kapitel unter »LowCarb und Krebs« bereits entsprechend gewürdigt. So sieht das auch Prof. Wechsler bei Keto contra Krebs: »Dafür liegen bislang keinerlei allgemeingültige wissenschaftliche Erkenntnisse vor.« Die DKFZ-Expertin Dr. Jutta Hübner, die eine Stellungnahme zu Ketokost und Krebs verfasst hat, geht noch einen Schritt weiter: »Ich sehe die ketogene Ernährung für Krebspatienten extrem kritisch. Wir sind uns nicht ganz sicher, ob sie schadet.« [5] Ganz sicher in der Darstellung ihrer Erkenntnisse waren hingegen Wissenschaftler, die in ihrer 2016er-Studie Ratten mit Nierenkarzinom vier, sechs oder acht Monate ketogen fütterten. Das Ergebnis: Besonders die Langzeitketofütterung führte zu »exzessivem Tumorwachstum« [9]. Aua.

Fazit: Wenn ketogene Ernährung also weder bewiesenermaßen gesundheitsfördernde noch heilende Eigenschaften hat, sondern ganz im Gegenteil die von ihr hervorgerufene »Diabetes-Stoffwechsel-Kopie« vermutlich nicht ganz ungefährliche Effekte haben kann – was könnte sonst noch der Grund sein, so extrem restriktiv zu essen, wenn man kein von Epilepsie betroffenes Kind ist? Natürlich: Abnehmen. Ketokost macht schlank! Muss ja dann, was auch sonst, oder? Wie gut, dass im folgenden Kapitel LowCarb-Diätmärchen durchleuchtet werden …

[1] »Ketogenese«, DocCheck Flexikon (online), Oktober 2016

[2] »A low-carbohydrate, ketogenic diet versus a low-fat diet to treat obesity and hyperlipidemia: a randomized, controlled trial«, *Annals of Internal Medicine* 140, 2004, 769–77

[3] »Popular weight-loss diets: from evidence to practice«, *Nature Clinical Practice Cardiovascular Medicine* 4, 2007, 34--41

[4] »Low Carb – Top oder Flop?«, HR service:trends, 20.04.2016

[5] »Her mit dem Fett?«, *rhw management*, 09/2016

[6] Universitätsklinikum Freiburg online, »Ketogene Diät«, Oktober 2016

[7] »Hungeraceton«, DocCheck Flexikon (online), Oktober 2016

[8] »Ketogene Diäten – Vorsicht bei Verzicht auf Kohlenhydrate«, *Spiegel online*, 09.09.2016

[9] »Long-term High Fat Ketogenic Diet Promotes Renal Tumor Growth in a Rat Model of Tuberous Sclerosis«, *Scientific Reports* 6, 19.02.2016, 21807

LowCarb geht auf die Knochen?

Durchforstet man Datenbanken nach LowCarb-Publikationen, so stößt man unweigerlich immer wieder auf Studien, die den Einfluss von LowCarb auf die Knochengesundheit untersuchen. Das hängt insbesondere mit der Extremform Ketodiät (siehe Infokasten) zusammen, da es hier aufgrund des »sauer-entgleisten« Stoffwechsels (Ansäuerung des Bluts) zu einer Herauslösung von Kalzium aus den Knochen als »Puffersubstanz« kommen kann. Der Beginn so mancher dieser Paper fügt sich ins bekannte »Wenig weiß man …«-Schema: »Studien bei Menschen lassen *vermuten*, dass eine LowCarb-Viel-Fett-Diät schädlich für die Knochengesundheit und das Wachstum sein *könnte* …« [30]. Darum wollen wir am Ende dieses Kapitels den Blick auf zwei aktuelle Studien richten – einmal an Ratten und dann an Fettleibigen. Bei der Nagerfütterungsforschung kam heraus, dass eine vierwöchige LowCarb-HighFat-Diät im Vergleich zur »normalen Fütterung« negative Effekte auf die untersuchten Wachstums- und Knochengesundheitsparameter hatte – aber merkwürdigerweise nur bei den männlichen Ratten, nicht jedoch bei den weiblichen [30]. Auch die Studie mit Fettleibigen beginnt wie gewohnt: »Schlechte Knochengesundheit wird häufig zitiert bei sehr niedrigen LowCarb-Diäten, obwohl nur limitierte Daten aus kontrollierten, randomisierten Langzeitstudien vorliegen …« Also führten die Forscher eine RCT durch: Beide Gruppen der adipösen Probanden ernährten sich über zwölf Monate kalorienreduziert zum Abnehmen, die eine Gruppe sehr LowCarb und die andere LowFat. Im Gegensatz zu den Rattenversuchen konnte hier sowohl bei Frauen als auch bei Männern kein Unterschied zwischen LowCarb- und LowFat-Diät auf die Knochengesundheit beobachtet werden [31].

Weil der Einstiegssatz in alle LowCarb-Studien fast so schön stringent ist wie der viel zitierte Märchenbeginn »Es war einmal ...«, hier noch ein letztes Beispiel: »Obwohl vorliegende Studien sich *widersprechende* Resultate zeigen ...«, beginnt eine koreanische Studie, die Folgendes gezeigt hat: Bei Kindern, die viel Fett und wenig Kohlenhydrate essen, konnte ein signifikanter Anstieg der Heuschnupfenfälle (allergische Rhinitis) beobachtet werden. Mit steigendem Kohlenhydratverzehr sank die Krankheitsrate, bei mehr Fett stieg sie an. Das waren die einzigen Korrelationen, die die Forscher bei ihrer Untersuchung des Zusammenhangs zwischen Ernährung und Heuschnupfen, Asthma und Neurodermitis bei Kindern fanden [32].

Fazit: Ein »therapeutischer« Einsatz von LowCarb zur Behandlung von Krankheiten ist nicht belegt. Beweise, dass LowCarb »heilende Kraft« innewohnt, existieren nicht. Vielleicht führt die künstliche Verknappung von Kohlenhydraten gar zur Verschlechterung des Gesundheitszustands.

5

ABNEHMLÜGE LOWCARB

Was haben Daniela Katzenberger und Heidi Klum, Catherine Zeta-Jones, Beyoncé und Jennifer Aniston, das britische Prinzenpaar William und Kate und viele andere Promis gemeinsam? Na klar, sie sind rank und schlank, weil sie immer schön brav LowCarb-Diäten machen! Die Frauenzeitschriften, Web-Hipportale und Privatfernsehen-Celebrity-Sendungen sind voll von ihren Erfolgsgeschichten und Dünn(photoshop?)fotos. Und das erzählen Sie jetzt mal einer Frau, die abnehmen möchte. »Also, wenn die alle mit LowCarb so schön schlank geworden sind und jetzt so gut aussehen, dann muss das ja klappen!« Am besten: Vergessen Sie das. Promis als »Verkaufsförderung« bei Diäten – das ist nicht mehr als heiße Luft. Denn erstens weiß sowieso niemand genau, wie sich Daniela, Heidi und Jenni gezielt kasteien, um im Rampenlicht rank und schlank zu erstrahlen – und zweitens haben alle Diäten die gleichen »Leichen im Keller«.

Dann holen wir die versteckten »Diätleichen« doch gleich mal hervor, um uns anschließend explizit der aktuellen LowCarb-Diätforschung zu widmen.

Diäten machen dicker!

Diäten machen nicht schlank, sondern langfristiger dicker. Beim Abspecken schaltet unser Körper seinen Energiehaushalt auf Sparflamme, holt sich jedoch nach der Diät die verlorenen Kilos wieder zurück – plus einem Sicherheitszuschlag, um sich gegen kommende Hungerzeiten zu wappnen. Diese Erkenntnis, der bekannte Jo-Jo-Effekt, ist inzwischen wissenschaftlicher Konsens.

So hatte Ende 2012 hatte eine repräsentative deutsche Umfrage der Gesellschaft für Konsumforschung (GfK) bestätigt, was die Wissenschaft weiß, die Diätindustrie aber gerne verschweigt: 73 % der diäterprobten Frauen wogen nur ein Jahr nach der Diät entweder mehr oder genauso viel wie vor der Hungerkur [1]. Diese Befragung stützt die Erkenntnis zahlreicher internationaler und deutscher Wissenschaftler. Beispielsweise konstatierte der Präsident der Deutschen Gesellschaft für Ernährung, Professor Helmut Heseker: »Wir wissen, dass 80 bis 90 Prozent aller Gewichtsreduktionsprogramme keinen Erfolg bringen.« Ganz im Gegenteil: »Oft sind die Teilnehmer am Ende sogar schwerer als vorher«, erklärte Heseker bereits Anfang 2012 [2]. Und Professor Andreas Pfeiffer, Charité Berlin und Deutsches Institut für Ernährungsforschung (DIfE), bekräftigte ein Jahr später diese Erkenntnis: »90 Prozent nehmen nach Ende der Diät wieder zu.« [3]

Noch ernüchternder waren Mitte 2015 die Ergebnisse einer großen Übersichtsstudie, publiziert im *American Journal of Public Health* [4]: Die Forscher analysierten die Daten von 77.000 adipösen Frauen und 100.000 adipösen Männern, die mittels diverser Abnehmprogramme ihr Übergewicht reduzieren wollten. Bis zu neun Jahre Jahre nach der Diät fiel die Erfolgsbilanz mehr als mager aus: Nur 0,8 % der Frauen erreichten Normalgewicht. Bei den Männern lag die Quote sogar nur unter einem halben Prozent (0,47 %). Wie ihre deutschen Kollegen ziehen auch diese Autoren das klare Fazit, dass gängige Abnehmprogramme und Diäten unwirksam sind.

Ob Vegan Diet, Paleo, Clean-Eating, LowCarb oder welcher neue Abspeckhype aus Hollywood gerade megahip ist – keine dieser Diäten macht langfristig schlank, weil kaum jemand die Ernährung mit der reduzierten Kost lebenslang durchhält. Abnehmen kann jede(r), aber das reduzierte Gewicht halten, das schaffen nur die allerwenigsten. Denn nach der Diät wird wieder normal gegessen, und das altbekannte Gewicht mitsamt Röllchen und Wabbeln kehrt zurück. Doch die Exdiätler werden nicht nur wieder schwerer, sondern meistens auch tatsächlich fetter, denn während der Zeit des Fastens baut der Körper natürlich auch Muskelmasse ab, wogegen beim Kilocomeback meist nur Fett eingelagert wird, das geht schneller und ist der beste stoffliche Energiespeicher. Dabei ist es einer 2014er-Studie im Fachmagazin *Lancet* [5] zufolge egal, ob man in 36 Wochen langsam abgenommen oder in 12 Turbowochen die gleiche Anzahl Kilos abgespeckt hat: Das Gros des Gewichts kommt bei allen Exdiätlern mit dem oben erwähnten fetten »Sicherheitsaufschlag« zurück, wie kurz danach auch eine Übersichtsarbeit der University of Montreal zeigen konnte, die Atkins, South Beach, Weight Watchers und weitere kommerzielle Diäten verglich: Der überschaubare Gewichtsverlust im Diätjahr war vergleichbar, aber nach zwei Jahren wogen die Studienteilnehmer entweder genauso viel wie vorher oder waren sogar schwerer [6]. Ende 2014 komplettierte eine weitere Übersichtsstudie im kardiologischen Fachmedium *Circulation* diese Erkenntnisse: Egal, ob kohlenhydratarm, wenig Fett oder Eiweiß – Diäten helfen nicht beim langfristigen Abnehmen [7].

So viel zur Leiche 1 im Diätenkeller: **Diäten wirken nicht, sie machen nicht schlank**. Nun zur zweiten Gemeinsamkeit aller Abspeckkuren.

Alle Diäten wirken gleich!

Egal, welche Wundergeschichten die Diätpäpste, Fettschmelzgurus und eingekauften Promis erfinden und erzählen: Alle Diäten wirken über ein und dasselbe Prinzip – und das nennt sich: negative Energiebilanz. Oder einfach: weniger Kalorien aufnehmen, als der Körper (ver)braucht. Das zwingt unseren Organismus, seine geliebten Reserven aufzubrauchen, damit er den lebensnotwendigen Stoffwechsel aufrechterhalten kann. Welche Diät ihn zum Reservenraubbau zwingt, das ist völlig egal. So stellt die Deutsche Adipositas-Gesellschaft in ihren aktuellen Leitlinien unmissverständlich klar: »Bei einer Diät spielt die Zusammensetzung aus Kohlenhydraten, Fett und Eiweiß kaum eine Rolle, *entscheidend* ist nur die Gesamtkalorienzahl.« Mit welcher Methode der Energiemangel zustande komme, sei unerheblich

[8]. Zum gleichen Ergebnis gelangte eine der bis dato größten Übersichtsarbeiten, publiziert 2014 im renommierten *Journal of the American Medical Association (JAMA)*: Die Auswertung von etwa 50 Studien ergab keinen Unterschied zwischen unterschiedlichen Diätformen [9].

Die negative Energiebilanz ist also das Geheimnis jeder noch so geheimnisvollen Diät. Das bedeutet im Umkehrschluss: Die Storys rund um die jeweiligen LowCarb-Wunderdiäten der Stars und Sternchen sind nicht mehr als frei erfundene, gerne mit wissenschaftlichen Fachausdrücken garnierte Märchen, die nur einem Zweck dienen: abnehmwilligen Frauen tolle Celebrity-Erfolgsgeschichten unterzujubeln, sie emotional einzulullen, um ihnen dann das Geld aus der Tasche zu ziehen.

»Wir wissen, dass unser Produkt nicht wirkt«

Weil es so wichtig ist, noch einmal: **Es gibt keine Diät, die dauerhaft schlank macht.** Das ist allein aus dem Grund völlig logisch, weil es sonst nicht alle Jahre wieder einen neuen Diäthype gäbe. Das wiederum freut die Diätindustrie – übrigens der einzige Wirtschaftszweig, der Milliarden umsetzt, weil seine Produkte *nicht wirken*, weil sie einfach *nicht halten*, was sie versprechen. Aber genau mit diesem paradoxen Geschäftsmodell erhält sich die Abspeckbranche ihre – im Doppelsinn – wachsende Zielgruppe. »Würde das Produkt funktionieren, es wäre damit kein Geschäft zu machen«, offenbarte der ehemalige Finanzdirektor von Weight Watchers in der BBC-Dokumentation »Die Schlankmacher« von 2014 [10]. In dem sehenswerten TV-Zweiteiler werden auch andere Diätanbieter interviewt, die dabei freimütig einräumen: Natürlich funktioniere das nicht so leicht mit dem Abnehmen – aber das sei ja gerade das Tolle daran (aus ihrer Sicht).

Dazu passt die Enthüllung eines Aussteigers, eines Insiders des Diätbusiness, der im Oktober 2016 in einem Interview mit dem Magazin *vice* Klartext redet: »Wenn Frauen zu solchen Gruppentreffen gehen und enttäuscht sind – selbst wenn sie von Weight Watchers enttäuscht sind –, werden sie so lange bearbeitet, bis sie etwas kaufen.« Das sei der Kern des Coachingmodells: das Gruppentreffen. Aus Sicht eines Unternehmens ein wirklich genialer Schachzug, weil jeder denke, dass er gecoacht und unterstützt würde, obwohl das Ganze nicht mehr sei als eine riesige emotionale Verkaufsveranstaltung. »Meine ehemalige Firma hatte dasselbe Modell. [...] Wir wussten, dass wir jeden dazu bringen konnten, das Coaching in Anspruch zu nehmen, wenn wir ihn erst einmal am Telefon hatten.« Sie hätten auf alles gehört, was sie ihnen gesagt haben, weil sie nicht wussten, dass sie gerade mit jemandem sprechen, der ihnen einfach nur etwas verkaufen wolle. »Das ist eine ziemlich miese Masche.« [11]

LowCarb-Diätstudien

Diäten machen dicker. Alle Diäten wirken gleich. Diäten sind miese Abzocke. Mit diesem Grundlagenwissen sind Sie gut gewappnet für die nun folgende Stakkatopräsentation ausgewählter aktueller LowCarb-Diätstudien:

»Low-Carb-High-Fat-Diäten (LC-HF) werden immer beliebter«, so Prof. Sof Andrikopoulos, Präsident der Australischen Diabetesgesellschaft, University of Melbourne. Doch gebe es so gut wie keine wissenschaftlichen Beweise, dass diese Diäten funktionierten [12]. Auch in seiner eigenen Studie mit übergewichtigen Mäusen profitierten diese nicht von einer LC-HF-Diät – ganz im Gegenteil: Die Nager wurden dicker [13]. Aber wir wissen ja, Mensch ist nicht Maus. Also, was sagen die Humanstudien? Eine Metaanalyse von 23 randomisierten kontrollierten Studien, die LowFat- mit LowCarb-Diäten verglichen, ergab: Weder die Reduktion des Körpergewichts bei den insgesamt etwa 2.800 Teilnehmern noch der Hüftumfang sowie einige Stoffwechselrisikofaktoren unterschieden sich signifikant zwischen beiden Diätformen [14]. Dies war jedoch in einer italienischen Studie der Fall: Diejenigen der 23.000 Probanden, die viel Pasta verspeisten, hatten ein niedrigeres Risiko für Übergewicht und Adipositas und zeigten ein besseres Verhältnis von Hüft- zu Taillenumfang als die Wenig-Nudel-Esser [15]. Zugegeben, das ist jetzt nicht gerade eine »klassische« LowCarb-Studie – und wenn italienische Forscher in einer von Nudelhersteller Barilla mitfinanzierten Nudelstudie herausfinden, dass Pastaesser schlanker sind, na ja, das hat doch ein Geschmäckle ... Daher nun noch ein paar weitere Ergebnisse aus 2016, damit Sie sich ein aussagekräftiges Bild machen können:

Bei 78 adipösen Patienten, die randomisiert entweder einer LowCarb- oder HighCarb-Diät folgten, konnte nach zwölf Monaten kein Unterschied beim Gewichtsverlust festgestellt werden [16]. Fast identische Parameter und Ergebnisse lieferte eine weitere Studie: 65 Adipöse, zwei Gruppen, LowCarb- oder HighCarb/LowFat-Diät, zwölf Monate – gleicher Gewichtsverlust [17]. Dito die folgende Untersuchung: 61 Übergewichtige und Adipöse, randomisiert in die LowFat-, oder LowCarb-Gruppe, nach sechs Monaten vergleichbare Gewichtsreduktion [18]. Auch bei übergewichtigen Rauchern, die mit dem Medikament Vareniclin nikotinentwöhnt wurden, konnte bei gleichzeitiger LowCarb- oder LowFat-Diät keine Differenz an verlorenen Kilos beobachtet werden [19].

Die Sache mit dem gleichen Gewichtsverlust scheint so weit klar. Aber wie reagiert die Psyche auf LowCarb- oder LowFat/HighCarb? In einer einjährigen RCT mit 115 adipösen Typ-2-Diabetikern konnte weder ein Unterschied in puncto Gewichtsreduktion noch bei der psychischen Gesundheit (»psychological well-being«) in Bezug auf LowCarb- oder HighCarb-Diät dokumentiert werden [20]. Der Frage nach dem »Psychoeffekt« von LowCarb im Vergleich zu anderen Diäten widmete sich auch ein systematischer Review von acht RCTs – mit folgendem Ergebnis (Sie ahnen es): Die kurz- und langfristigen Verbesserungen der psychologischen Parameter von Probanden, die eine Diät zur Gewichtsabnahme durchführten, scheinen unabhängig von der Zusammensetzung der Makronährstoffe (Kohlenhydrate, Eiweiß, Fett) zu sein [21]. Auf gut Deutsch: kein Unterschied (mal wieder). Darüber hinaus bemängeln die Autoren das Fehlen besserer Studien, was die Allgemeingültigkeit ihrer Ergebnisse einschränkt – aber auch das ist nichts Neues bei Metaanalysen in der Ernährungsforschung.

Sind LowCarb-Diäten besser?

Zur Beantwortung dieser Frage greifen wir etwas tiefer in die »Studienkiste«, denn die Tatsache, dass LowCarb-Diäten und andere Abspeckmethoden absolut vergleichbar sind, weil sie mit identischem Wirkprinzip (negative Energiebilanz) die Pfunde purzeln lassen (während der Hungerkur), ist nicht neu. Bereits 2003 ergab eine Analyse von 107 LowCarb-Einzelstudien keinen Vorteil von LowCarb gegenüber anderen Diäten, keinen Unterschied bei zahlreichen Messwerten (Blutzucker, Blutfette, Insulin, Blutdruck). Den Grund für die (kurzfristige) Gewichtsabnahme sehen die Autoren allein in der Kalorienrestriktion in Kombination mit der Dauer der Diätteilnahme [22].

Zurück ins Hier und Jetzt – lassen wir abschließend die Experten der österreichischen Cochrane-Sektion ein Fazit ziehen: Sind Diäten mit reduziertem Anteil an Kohlenhydraten besser zum Abnehmen geeignet als andere Gewichtsreduktionsprogramme? Ihre Antwort im September 2016 lautet: »Wahrscheinlich nein. Die aktuellsten systematischen Übersichtsarbeiten stammen aus den Jahren 2013 und 2014. Insgesamt vier Wissenschaftsteams haben darin unabhängig voneinander die Studienlage zusammengefasst.« Die vier Übersichtsarbeiten zeigten sehr ähnliche Ergebnisse: LowCarb-Diäten seien mit anderen Diätformen vergleichbar. »Mehr Gewicht als bei herkömmlichen Abnehmprogrammen lässt sich damit auf Dauer jedoch wahrscheinlich nicht verlieren.« [23] Ähnlich kritisch sehen es deutsche Experten: »Gegenwärtig empfehlen einige Experten eine hohe Proteinzufuhr, unter anderem als Maßnahme zur Gewichtsreduktion. Allerdings ist noch nicht bekannt, wie sich eine solche LowCarb-Ernährung langfristig auswirkt«, erklärte Prof. Bernhard Watzl, Max-Rubner-Institut, Karlsruhe, im August 2016 [24]. Anscheinend hat sich zwischen 2012 und 2016 nicht viel bewegt, denn bereits damals konstatierte Anna Flögel, Epidemiologin am Deutschen Institut für Ernährungsforschung, Potsdam-Rehbrücke: »Die Langzeiteffekte sind bis heute nicht ausreichend geklärt. Aufgrund der widersprüchlichen Studienlage sollten LowCarb-Diäten derzeitig nicht zur langfristigen Gewichtskontrolle empfohlen werden.« [25] Beide Statements stammen aus Artikeln von *Spiegel Online*, sodass wir im Sinne von »aller guten Dinge sind drei« mit einem weiteren *Spiegel*-Statement aus dem Jahr 2015 für mündige Essbürger abschließen: »Ob LowCarb besser ist als LowFat, muss nach dem derzeitigem Wissensstand wohl jeder für sich selbst beantworten.« [26] Nach Lektüre dieses Kapitels sollten Sie das auf jeden Fall problemlos können …

Fazit: Egal, welcher Promi irgendeine frei erfundene LowCarb-Diät als das »Nonplusultra zum Schlankwerden« anpreist – es gibt keinen einzigen wissenschaftlichen Beweis, dass LowCarb besser ist als jede andere x-beliebige Diät. Das liegt ganz einfach daran, dass alle Diäten mit dem gleichen Wirkprinzip »arbeiten« und so kurzfristig Erfolg erzielen (negative Energiebilanz). Genauso wie bei allen anderen Abspeckkuren schlägt daher auch nach einer LowCarb-Diät der Jo-Jo-Effekt zu. Alle Diäten machen somit langfristig nicht schlanker, sondern dicker und sogar fetter (weniger Muskeln, dafür mehr Fett als vor der Diät)!

Und nicht nur das: So bestätigte Ende 2016 eine amerikanische Studie der Brown University an 150.000 Frauen, was in zahlreichen Untersuchungen zuvor bereits gezeigt wurde – Jo-Jo macht nicht nur dicker, sondern das Gewichts-Auf-und-Ab ist auch gesundheitsschädlich. Die starken »postdiätetischen« Schwankungen des Körpergewichts erhöhen das Risiko für Herz-Kreislauf-Erkrankungen und Herzinfarkt. Die Gefahr, an einem plötzlichen Herztod zu sterben, ist bei »Jo-Jo-Menschen« im Vergleich zu Gewichtsstabilen sogar um das 3,5-Fache erhöht, die des »normalen Herztods« (KHK) um 66 %. Diese Studie, die auf dem Jahreskongress der American Heart Association vorgestellt wurde, bestätigte darüber hinaus die bislang plausible, aber noch nicht abschließend dokumentierte Vermutung, dass der Jo-Jo-Effekt auch Normalgewichtigen schadet – denn auch sie hatten ein vergleichbar erhöhtes Herzerkrankungsrisiko wie die übergewichtigen Frauen der Studie [27].

Ergo: Meiden Sie Diäten – sie lassen nur Ihr Portemonnaie erschlanken, Sie hingegen verfetten und erkranken!

Die finale »LowCarb-Killerstudie«

In diesem und den beiden vorhergehenden Kapiteln haben Sie anhand zahlreicher Einzel- und Großstudien erfahren, wie null und nichtig die Gesundheits- und Abnehmversprechen der LowCarb-Industrie daherkommen. Damit sind nun (vermutlich) sogar alle »LowCarb-Sympathisanten« unter den Lesern so weit enteuphorisiert, dass sie geistesgestählt bereit und aufnahmefähig sind, um die folgenden Ergebnisse der bis dato größten Metaanalysen zu LowCarb zu verdauen.

»Sind LowCarb-Diäten sicher und effektiv?«, lautet der Titel des *Clinical Review*, der im Dezember 2016 im *Journal of the American Osteopathic Association* publiziert wurde (ohne industrielle finanzielle Unterstützung und ohne Interessenkonflikte). Um Antworten auf ihre Titelfrage zu bekommen, haben die Autoren in wissenschaftlichen Datenbanken nach hochwertigen LowCarb-Studien recherchiert, die zwischen Januar 2005 und April 2016 veröffentlicht wurden. In ihre Analyse flossen letztlich 72 randomisierte klinische Studien ein, in denen die Wissenschaftler den Einfluss von LowCarb auf folgende Parameter untersuchten: **Gewichtsreduktion, Glukosestoffwechsel, Blutdruck** und **Blutfettwerte.** Die Autoren der Mayo Clinic of Scotsdale, Arizona, kamen dabei zu folgendem primär an ihre ärztlichen Fachkollegen gerichteten Fazit:

Eine **Gewichtsreduktion** mit LowCarb-Diäten ist kurzfristig (nach sechs Monaten) erreichbar, aber der Gewichtsverlust ist gering und von fragwürdiger klinischer Relevanz. Langfristig (ein Jahr und mehr) sind die Gewichtsverluste mit anderen Diäten vergleichbar. Das gilt auch für Typ-2-Diabetiker: langfristig keine besseren Gewichtsverluste mit LowCarb. Ähnliche Erkenntnisse lieferte der Großteil der untersuchten Studien in Bezug auf den **Blutdruck**: 76% der Publikationen zeigten keinen Unterschied zwischen den verschiedenen Diätgruppen. So sieht es auch hinsichtlich des **Glukosestoffwechsels** und der **Blutfettwerte** aus: Auch hier konnte kein positives Fazit pro LowCarb im Vergleich zu LowFat oder anderen kalorienreduzierten Diätformen gezogen werden – die Ergebnisse waren zu uneinheitlich und sich widersprechend.

Beweislage »überraschend limitiert«

Ärzte sollten sich darüber im Klaren sein, dass die Beweislage für LowCarb-Diäten »überraschend limitiert« ist – überraschend insofern, als man aufgrund der Popularität und Medienpräsenz der LowCarb-Gesundheitsversprechen eine sehr gut dokumentierte Evidenz erwarten würde, aber sicher keine limitierte. Die zusammenfassende und/oder vergleichende Interpretation vorliegender Ergebnisse wird dadurch erschwert, dass keine einheitliche, offiziell anerkannte wissenschaftliche Definition für LowCarb existiert. Schlussfolgerungen zur Langzeitwirkung und -sicherheit können nicht gezogen werden, da Langzeitstudien, beispielsweise zu kardiologischen Endpunkten (Schlaganfall, Herzinfarkt) und zur Gesamtmortalität (Sterblichkeit, dem härtesten aller Endpunkte), fehlen.

Die Autoren bemängeln zudem, dass die untersuchten RCTs klein und von kurzer Dauer waren, was Schlüsse zu allgemeinen Gesundheitseffekten kompliziert macht – auch weil die Studien heterogen und damit schwer vergleichbar sind. Außerdem fehlten häufig Angaben sowohl zur Fett- und Proteinquelle als auch zu deren Qualität. Und beim Gewichtsverlust wurde nicht dokumentiert, ob dieser primär aus dem Abbau von Fett, Muskeln oder Wasser resultierte. Last, but not least ist – wie bei allen Ernährungsstudien – auch bei LowCarb-Studien die Erfassung/Dokumentation der verzehrten Lebensmittel und Getränke nur eingeschränkt verlässlich, denn diese Datenbasis ist »hochgradig anfällig« für Fehler.

Fazit: LowCarb-Diäten zeigen im Diätvergleich einen kurzfristigen Abspeckeffekt, der sich langfristig dem anderer Diäten angleicht, ohne dabei einen negativeren Effekt auf die untersuchten Gesundheitsparameter auszuüben. Langzeitstudien zu Wirksamkeit und Sicherheit fehlen. Oder anders: LowCarb konnte nach Analyse von 72 RCTs keinen Vorteil für sich »verbuchen«. Das kommt Ihnen irgendwie bekannt vor, oder?

PS: Falls Sie Typ-2-Diabetiker »auf LowCarb« sind und auf Basis obiger Ergebnisse gerade grübeln, ob sich nicht vielleicht – oder besser: wenigstens – Ihre geistigen Fähigkeiten mit LowCarb verbessern, so hat die moderne Wissenschaft auch hier eine Antwort via RCT parat: Abspecken mit HighCarb oder LowCarb zeigte keine Unterschiede in der Performance des Gehirns [2].

[1] »Are Low-Carbohydrate Diets Safe and Effective?«, *The Journal of the American Osteopathic Association* 116, 2016, 788-793

[2] »A randomised controlled trial of the effects of very low-carbohydrate and high-carbohydrate diets on cognitive performance in patients with type 2 diabetes«, *British Journal of Nutrition* 23.10.2016, 1–9.

»Historische Randnotizen«

Wir schreiben das Jahr 2005:

> »Entgegen anderen Behauptungen liegt keinesfalls eine überzeugende Evidenz vor, dass eine protein- und fettreiche, aber kohlenhydratarme Ernährung mittel- oder langfristig einen bedeutsamen Beitrag zur Lösung des Adipositas- oder Diabetesproblems leisten kann – im Gegenteil.« (»LowCarb kontrovers«, *UGB-Forum* 1/05, S. 16–19)

> »Mit kohlenhydratarmen Diäten lässt sich, wie mit vielen anderen Diäten auch, kurzfristig Gewicht abnehmen. Allerdings fehlen derzeit jegliche Studien, die zeigen, dass der Initialerfolg mit diesen drastisch einschränkenden Diäten auch mittel- und langfristig bestehen bleibt.« (»Kohlenhydratarme Diäten (Low-Carb) zur Gewichtsreduktion«, *Ernährungs-Umschau* 2005/52, S. 48–51)

Hat sich daran im letzten Jahrzehnt etwas geändert? Sicher nicht – diese beiden Fazite können nach den zahlreichen seitdem erschienenen und teilweise hier zitierten Studien ihre elf Jahre Alter »abschütteln« und auch 2017 wieder frisch kredenzt werden – so geschehen in »Was taugt LowCarb?« [28].

ChiCo for Fit 4 – die 7-Wochen-Recharge-Challenge = 8 Kilos weg!

Vergessen Sie Vegan Diet, Schlank im Schlaf, LOGI, Hollywood-Diät oder wie sie alle heißen – denn diese Diäten haben eines gemeinsam: Sie sind unwirksam!

Jetzt kommt die einzig wahre Diät, die auf Basis neuester wissenschaftlicher Erkenntnisse alles vereint, was nötig ist, damit Sie schnell **schlank, fit, gesund** und wieder voll mit **neuer Energie** geladen (»recharged«) in Ihr neues Ich-Leben starten können! Werden auch Sie mit der 7-Wochen-Recharge-Challenge ein erfolgreicher **ChiCo-Challenger**! Denn »ChiCo for Fit 4« ist kinderleicht im Alltag umzusetzen – hier die vier Bausteine Ihrer neuen Powerformel:

Nicht mehr als 1.200 kcal täglich aufnehmen!

Mit dieser moderat reduzierten Energieaufnahme werden Sie in den 7 Recharge-Wochen **8 Kilo Körperfett verlieren**! Garantiert. Und das Beste: Sie essen nur, was Sie wollen, denn es kommt beim Abspecken ausschließlich auf das Wieviel an, nicht auf das Was! Wann sind 1.200 kcal erreicht? Ganz einfach: Nutzen Sie dazu die ChiCo-Kalorien-App – es ist supereasy!

Jeden Tag stammen 500 kcal aus Geflügel und Schokolade!

Fettarmes weißes Fleisch zeigt in allen Studien einen gesundheitsfördernden und sogar lebensverlängernden Effekt. Hinzu kommt: Das darin enthaltene hochwertige **Eiweiß** verhindert den Abbau Ihrer Muskeln.

Kaum zu glauben, aber wahr: **Schokolade** senkt das Risiko für zahlreiche Erkrankungen wie Diabetes und Herz-Kreislauf-Erkrankungen. Außerdem macht Schokolade schlank – kein Witz: Schokoladenesser sind in Studien stets die Dünnsten!

Chicken & Chocolate = ChiCo!

Täglich eine halbe Stunde Bewegung!

Nur Sie entscheiden, was Sie machen: Spazierengehen, Workout, Kraftsport, Laufen oder Treppensteigen. Tischtennis, Hometrainer, Gassi-Gehen oder Liegestütze. Die Studien zeigen eindeutig: **Hauptsache, Bewegung**, welche, ist egal – Sie sind Ihr Trainer, mehr brauchen Sie nicht! Nur: Machen Sie was!

Gut schlafen und ausschlafen!

Nur wer ausreichend und gut schläft, bleibt schlank. Da gibt es keine Zweifel in der Wissenschaft. Schlechter, zu kurzer Schlaf zeigt in allen Untersuchungen ein hohes Risiko für Übergewicht und Krankheiten. Werden Sie abends zum **Zipfelstürmer,** und machen Sie Ihr Bett zum besten Freund! Schlafen Sie gut, lange und vor allem, wenn machbar: Schlafen Sie aus.

Sind Sie bereit? Dann los! Recharge Yourself!
Be a ChiCo-Challenger!

Falls Sie sich jetzt (absolut zu Recht) fragen: Was bitte schön soll denn dieser Quatsch hier in diesem Buch? Die Antwort lautet: An diesem Beispiel sehen Sie, wie einfach es ist, eine x-beliebige Diät zu erfinden – die hundertprozentig zur propagierten Gewichtsabnahme führt, und zwar ganz einfach aufgrund der extrem negativen Energiebilanz. Die weiteren Powerformeln entsprechen zwar den Tatsachen, sind jedoch bei der ChiCo-Challenge zum schnellen Abnehmen nicht relevant. Sie sind nur schmückendes Beiwerk, das der ganzen Luftnummer einen wissenschaftlichen Anstrich verleihen soll. Würden wir jetzt noch 14 Rezepte dazupacken und alles textlich aufblähen, dann wäre das neue Diätbuch marktreif – mit Abspeckgarantie!

Diäten erfinden kann also im Prinzip jeder, ganz gleich, wie es um sein Fachwissen bestellt ist. Dementsprechend sind alle Bestsellerdiäten, Abnehmprogramme und »Challenges« (englische Begriffe kommen immer gut) nicht mehr als hausgemachter Nonsens.

Lesetipp: *Wer sich für die Themen Abnehmen, natürliches Gewicht und intuitives Essen nach den Körpersignalen Hunger, Lust und Sattheit interessiert, dem sei die überarbeitete Neuauflage von* **Hunger & Lust** *empfohlen. Das Buch erscheint im Dezember 2017 im Riva-Verlag unter dem neuen Titel* **Intuitiv essen**.

6

SPORTMYTHOS LOWCARB

Was haben Diäten und Sporternährung gemeinsam? Oftmals kolportieren Promis in den Massenmedien ihre »Erfolgsgeschichten«, wie sie durch ihre spezielle Ernährungsform endlich superschlank oder superfit oder am besten beides geworden sind. Und genauso wie bei Diäten spielt auch in der Sportlerernährung der »LowCarb macht fit, schlank und gesund«-Mythos eine zentrale Rolle – beim Sport wabert insbesondere das Gerücht durch die Stadien, LowCarb wirke leistungssteigernd. Dem werden wir nun den Zahn ziehen.

Nicht immer ist die »Instrumentalisierung« von Promis von deren Seite gewünscht. So kann es passieren, dass findige Esslobbyisten in ihrem Sinne Gerüchte lancieren, die irgendwann, so die Hoffnung, zur öffentlichen Wahrheit werden. Das klappt oftmals auch, zumindest so lange, bis die »Betroffenen« reagieren müssen, um sich vor einem Imageschaden zu bewahren. So geschehen 2015/16 beim Topbundesligaverein Borussia Dortmund (BVB). Denn es war immer wieder zu lesen, die Dortmunder Fußballprofis bekämen LowCarb-Kost – beispielsweise auf der Website von LCHF [LowCarbHighFat] Deutschland: »Der BVB kocht Low Carb« [1].

Nach dem verlorenen DFB-Pokalfinale im Mai 2016 mutmaßte die *Süddeutsche Zeitung*: »Ein anderer Grund für die nachlassende Muskelkraft mag zumindest aufseiten der Dortmunder deren einseitige Ernährung gewesen sein. Der ausgedünnte BVB-Trainer Thomas Tuchel empfiehlt seinen Spielern, kaum etwas zu essen, in dem viele Kohlenhydrate enthalten sind. Nudeln, Kartoffeln, Reis und Brot sollen nur sparsam verwendet werden. Mit dieser einseitigen LowCarb-Diät, die keinen gesundheitlichen Nutzen hat, tun sich die Profis aber nichts Gutes.« [2]

BVB: »Wir essen nicht LowCarb!«

Das wiederum brachte den BVB auf die Palme, der dazu öffentlich Stellung nahm: »Leider müssen wir seit Monaten eine Falschmeldung lesen, die sich nach und nach durch etliche Medien zieht. Negativer Höhepunkt: eine Geschichte in der SZ, die besagt, unsere Pokalniederlage könnte darauf basieren, dass BVB-Spielern aufgrund einer LowCarb-Diät nicht genug Energie zur Verfügung steht. Wir möchten abermals klarstellen: Unsere Spieler machen weder eine Diät, noch ernähren sie sich nach dem LowCarb-Prinzip! Wir haben auch keine Ahnung, wie man darauf kommen kann. Wir würden uns freuen, wenn dieses LowCarb-NoCarb-Märchen mal eine Ende finden könnte.« [3] Auch diese Meldung fand ihr Medienecho – so titelte die *Westdeutsche Allgemeine Zeitung*: »Gulasch statt Low Carb – BVB wehrt sich gegen Diätgerüchte« und erklärte, dass es nach dem Spiel in Oer-Erkenschwick Gulasch mit Kartoffelbrei für die BVB-Profis zu essen gab [4]. Damit sollte der »BVB-LowCarb-Mythos« ein für alle Mal ad adcta gelegt werden können.

Was sagen die Experten? Auch wenn sich beim Thema Ernährung gerne jeder selbsternannte Experte zum Profi stilisiert – beim Sport sollten Sportwissenschaftler zu Worte kommen:

»LowCarb-Diäten sind heikel – aus sportmedizinischer Sicht ist das überhaupt nicht zu empfehlen. Eine Gewichtsreduktion mag am Anfang zwar funktionieren, aber bei hoher Leistung bringt das gar nichts«, sagt Prof. Andreas Nieß, Chef der Sportmedizin am Universitätsklinikum Tübingen. Es gebe viele Hinweise aus der Fachliteratur, dass es durch diese Ernährungsform zu einem Leistungsknick komme und das Verletzungsrisiko aufgrund der geschwächten Muskulatur sogar steige. Sportärzte warnten ihre Athleten deshalb vor dieser Ernährungsweise. »Leider tummeln sich in der Ernährungsberatung viele Scharlatane«, so Nieß.

Für den Nutzen einer LowCarb-Diät im Sport gebe es keine seriösen Belege. Bei der eng getakteten intensiven Belastung sei es nicht gut, sich absichtlich in einen kohlenhydratarmen Zustand zu versetzen. »Man verbrennt bei Bewegung ja besonders viele Kohlenhydrate und schwächt sich damit nur selbst.« [2]

»Low Carb kann Verletzungen befördern«

Auch Nieß' Kollege, Ernährungswissenschaftler Hans Braun von der Deutschen Sporthochschule Köln, zeigt sich bezüglich LowCarb skeptisch. Er vertritt die These, dass sich die Ernährungsweise auch auf die Trainingsbegeisterung auswirkt. Ein niedriger Blutzuckerspiegel aufgrund einer kohlenhydratarmen Ernährung lasse Ärger und Aggressionen ansteigen, die Freude am Sport hingegen leide. Doch ein Freizeitsportler suche genau das Gegenteil, nämlich Erholung, Spaß und Freude. »Außerdem nennt Braun eine höhere Krankheitsanfälligkeit und ein größeres Risiko von Muskelverletzungen als mögliche Folgen von einer LowCarb-Ernährung. Bekomme der Körper bei intensiver Belastung nicht genügend Kohlenhydrate, greife er auch auf den Proteinstoffwechsel, also Eiweiße, als Energie zurück. Dies wiederum könne sich negativ auf Muskulatur und Immunsystem auswirken.« [5]

Studienlage LowCarb und Sport: »keine Vorteile«

Diese klaren Aussagen der beiden Sportwissenschaftler werden durch eine aktuelle Übersichtsarbeit von April 2016 bestätigt – dazu hat Dr. Stephanie Mosler, Sektion Sport und Rehabilitationsmedizin, Universitätsklinikum Ulm, die 22 neuesten Forschungsergebnisse analysiert und in der *Deutschen Zeitschrift für Sportmedizin* publiziert (Interessenkonflikte: keine) [6]. Ihr Fazit fällt eindeutig aus: »Die Studienlage zur ›LowCarb‹-Ernährung im Sport zeigt insgesamt keine Vorteile für die Leistungsfähigkeit.« In der Praxis werde LowCarb oft unstrukturiert und ohne gesundes Basiswissen zur Ernährung umgesetzt. Durch Fehlinformationen von Betreuern und Trainern werde immer wieder ein falsches Bild zur Bedeutung der Kohlenhydrate im Sport vermittelt, sodass unter Athleten eine regelrechte Angst vor dem Verzehr von Kohlenhydraten bestehe. LowCarb werde hingegen als die revolutionäre Form der Sporternährung gepriesen, wobei die potenziellen Risiken oft nicht berücksichtigt würden. Zudem stellt Mosler klar, dass »der aktuelle Hype um ›LowCarb‹ im Sport vorrangig auf enthusiastischen Behauptungen und Testimonials anstelle von evidenzbasierten Forschungsergebnissen beruht. Klare Indizien, dass ›LowCarb‹ oder eine ketogene Ernährung leistungssteigernde Effekte hätten, fehlen bislang.« Testimonials? Da schließt sich der Kreis zum »Promis pro LowCarb«-Beginn dieses Kapitels. Horchen Sie also kritisch auf, wenn Sie das nächste Mal eine neue »LowCarb-Anekdote von bekannten Leistungssportlern« lesen.

Auch für Sportler gilt: essen, was einem schmeckt

Noch mal Klartext Mosler: »Bisher gibt es noch keine neuen Studien, die extreme ›low carb‹ oder sogar ketogene Diäten im Sport unter Berücksichtigung einer Verbesserung der Leistungsfähigkeit rechtfertigen können.« Vielmehr sollten gesundheitliche Risiken, die mit LowCarb einhergehen können, wie erhöhte Infekt- und Verletzungsanfälligkeit, Stress und Übertraining, nicht außer Acht gelassen werden. Im Allgemeinen solle im (Leistungs-)Sport weder eine ausschließliche HighCarb- noch LowCarb-Ernährung zum Einsatz kommen. Empfohlen werde vielmehr eine variable Kohlenhydrataufnahme, die sich an der jeweiligen Sportart, den Trainingszielen sowie dem Trainingszyklus orientiert. Zu einem vergleichbaren Fazit kommt nur einige Monate später (August 2016) eine weitere sportmedizinische Fachpublikation: »Der Bedarf an Kohlenhydraten steigt dynamisch mit der Intensität und Dauer der körperlichen Belastung. Eine ausreichende Versorgung ist entscheidend, um maximale Leistung abrufen zu können. *LowCarb-Diäten sind für Leistungssportler eher ungeeignet.*« [7] Dem entspricht das Ergebnis einer weiteren Untersuchung vom Dezember 2016, die zeigen konnte, dass LowCarb zu einer geringeren Leistung bei Elite-Ausdauerathleten führt als HighCarb [8].

Dr. Mosler schließt ihre Studie mit einem Zitat des ehemaligen deutschen Profitriathleten und mehrfachen Ironman-Siegers Faris Al-Sultan: »Ich habe keine besonderen Ernährungstricks. Ich esse – wie die meisten Triathleten – normale Mischkost und ab und an auch Fast Food. Von Selbstkasteiung halte ich nichts: Wenn ich mich schon beim Sport anstrengen muss, will ich zumindest das Essen genießen.« Ähnlich sieht das auch Prof. Jürgen Steinacker, Leiter der Sportmedizin an den Ulmer Universitätskliniken, der beim Thema Laufsport auf die Frage »Wie sieht's mit der Ernährung aus?« diese Antwort gibt: »Am Tag vor dem Wettkampf sollte man kohlenhydratbetont, aber auch leicht essen. Also keine Riesenmengen an Pasta reinschaufeln.« Und am Wettkampftag selbst? »Essen, was einem schmeckt.« [9]

Fazit: Die Mythen einer leistungssteigernden LowCarb-Kost sind genauso märchenhaft-fantastisch wie die kolportierten Gerüchte, LowCarb sei gesund, verlängere das Leben, therapiere Krankheiten oder sei die beste Diät und mache schlank. Alles frei erfunden, mehr nicht. Auch Sportlern »hilft« LowCarb nicht, und sie brauchen es nicht – aber LowCarb-Päpste brauchen Sportler für ihre Propaganda. Fallen Sie nicht darauf rein.

PS: Übrigens benötigen Sportler auch keine Nahrungsergänzungsmittel, so die einhellige Meinung von Prof. Horst Pagel und Prof. Wolfgang Jelkmann, Institut für Physiologie der Universität zu Lübeck, sowie Prof. Achim Bub, Max-Rubner-Institut, dem Bundesforschungsinstitut für Ernährung und Lebensmittel in Karlsruhe. Lediglich bei Defiziten solle nachgeholfen werden [10] – aber das versteht sich von selbst, denn: Mängel an Nährstoffen sind nie gut.

7

KEINE ANGST VOR WEISSBROT, NUDELN UND ZUCKER!

Wenn Sie diese Zeilen lesen, dann haben Sie aus den vorhergehenden Kapiteln einiges mitgenommen: Erstens gibt es keine Beweise für »generell« gesunde Ernährung. Zweitens existieren weder wissenschaftliche Belege, dass die »spezielle« LowCarb-Essweise die Gesundheit fördert respektive erhält oder schützt noch dass LowCarb als »Therapiekost« bei Krankheiten wie Diabetes, Krebs oder KHK erfolgreich eingesetzt werden kann. Auch für Sportler bringt der Verzicht auf Kohlenhydrate nichts. Das Fazit kann also nur lauten: **keine Angst vor Weißbrot, Nudeln und Zucker!**

Essen Sie Kohlenhydrate, wann immer Sie Hunger und Lust darauf haben, und zwar nur die Varianten, die Ihnen wirklich gut schmecken. Kohlenhydrate sind nicht gefährlicher oder gesünder als Fett oder Eiweiß. Pasta und Co. werden aus Mangel an Beweisen freigesprochen!

Nun werden Sie vielleicht noch einmal innerlich intervenieren: »Aber es gibt doch so viele Bücher und Experten, die die Vorzüge von LowCarb lobpreisen. Was ist denn damit?« Rufen Sie sich dazu noch einmal diese Sätze aus dem Kapitel »Gesundheitsmärchen LowCarb« ins Gedächtnis: Jeder nur erdenkliche »Besser-Esser«-Stil findet Studien, die genau seine gewünschten Korrelationen liefern und seine Versprechungen »wissenschaftlich bestätigen«. Ernährungsbeobachtungsstudien gibt es eben wie Sand am Meer. Daher können auch LowCarb-Verfechter auf genug Daten zurückgreifen, mit denen sie ihr »Gesundheitsmärchen LowCarb« zusammenbasteln und auf die sie ihre dementsprechend einseitige Kommunikation ausrichten. So einfach ist das.

Dieses Buch präsentiert Ihnen sozusagen die »Frei von«-Variante des Gesundheitsmärchens LowCarb – frei von Studien, die positive Korrelationen ergeben haben (oder dementsprechend statistisch hingebogen wurden, was auch gerne gemacht wird; man nennt das »Datenmassage«). Wir füllen sozusagen die negative Waagschale mit Studiensand, um ein Wissensgleichgewicht zu erzeugen. Nur so können Sie sich Ihr eigenes, vollumfängliches Urteil bilden. Dazu gehört auch folgender kritischer Hinterfragekomplex:

Denn neben besagten Pro-LowCarb-Büchern kennen einige von Ihnen bestimmt auch die eine oder andere Erfolgsgeschichte aus dem Bekanntenkreis: »Ja, aber ich kenne doch Lucy, die mir erzählte, wie toll sie mit LowCarb abgenommen hat« oder: »Mein Kumpel, der Jogger Eddy, schwärmt stets von seinen Superleistungen, seit er weniger Kohlenhydrate isst«. Mag alles richtig sein. Aber was für Lucy und Eddy gilt, das muss noch lange nicht für Sie und Hunderttausende andere Menschen gelten – es sind persönliche Erfahrungen, einfach Einzelfälle. Davon gibt es sicher viele. Das liegt an folgender Erkenntnis: **Es gibt so viele gesunde Ernährungen, wie es Menschen gibt, denn jeder Mensch is(s)t anders.** Wahrscheinlich hat Lucy nach der Diät inzwischen wieder zugenommen – davon erzählt sie natürlich nichts. Und Eddy, der früher aus »Gesundheitsgründen« immer viel Vollkorn und (fünfmal am Tag!) frisches Obst und rohes Gemüse in sich reinzwängte, obwohl er diese »Blähpupskost« nicht vertragen hat, ernährt sich jetzt mit weniger (komplexen) Kohlenhydraten – und es geht ihm damit viel, viel besser. Oder, oder, oder ... Persönliche Geschichten sind und bleiben persönliche Geschichten. Und nur Sie können Ihre ganz eigene Ernährungsgeschichte leben. Vertrauen Sie dabei auf sich selbst und Ihren Körper. Im Zweifel stellen Sie die Gretchenfrage: Wer außer Ihrem Körper sollte wissen, was für Sie persönlich gut und gesund ist? Ich meine: niemand. Und Sie: Sehen Sie das auch so? Dann werden Ihnen die nachfolgenden »Elf Essenzen Echter Esser« gefallen ...

8

ELF ESSENZEN ECHTER ESSER

Nachfolgend stelle ich Ihnen die »Elf Essenzen Echter Esser« vor, basierend auf den essenziellen Erkenntnissen aus mehr als zehn Jahren Ernährungsforschung und der Analyse von weit über 1.500 Studien. Diese »Elf Essenzen«, die manche von Ihnen vielleicht bereits aus meinen ernährungsaufklärerischen Basisbüchern *Hunger & Lust* und *Ernährungswahn* kennen, fassen die wesentlichen Tipps für den praktischen Essalltag kompakt zusammen. Man könnte die folgende Übersicht auch den kleinen »Leitfaden für intuitives Essen« nennen – natürlich völlig unverbindlich, denn Sie wissen ja: Jeder Mensch is(s)t anders.

1. Essen Sie nur,
   - wenn Sie Hunger haben,
   - worauf Sie Lust haben,
   - was Ihnen schmeckt,
   - was Sie gut vertragen.

Mit diesen Gefühlen stellt Ihre kulinarische Körperintelligenz sicher, dass Ihr Körper genau die Nährstoffe erhält, die er benötigt. Essen Sie nicht nach Uhrzeiten, sondern nach Ihren Bedürfnissen. Ihr Hungergefühl sagt Ihnen Bescheid.

2. Wir sind evolutionsbiologisch weder Vegetarier noch Carnetarier und sicher auch keine Veganer. Der Mensch ist von Natur aus ein Allesfresser. Daher verbieten Sie sich grundsätzlich nichts. Jedes Nahrungsmittel, das Ihnen schmeckt, ist erlaubt; es kommt weniger darauf an, was Sie essen, sondern wie Sie sich dabei fühlen: je besser, desto besser.

3. Lassen Sie sich beim Essen nicht ablenken, und schmecken Sie bewusst mit allen Sinnen – wenn Sie essen, dann essen Sie. Genießen Sie jede Mahlzeit, und zwar in Ihrer eigenen Verzehrgeschwindigkeit. Zur kulinarischen Entschleunigung des Alltags gönnen Sie sich die Zeit, die Sie brauchen, essen Sie ohne Hektik, ohne Termindruck. Aber wissen Sie auch: Den Quatsch vom »oft und intensiv kauen«, langsam essen und der »bösen Ablenkung TV, PC oder Zeitung« können Sie getrost vergessen. Sie entscheiden, wie Sie am liebsten essen.

4. Sorgen Sie für Ihre ganz persönliche »Essthetik«. Das Essen muss so aussehen, dass es Ihre Vorfreude steigert, denn Ihr Auge isst mit. Genuss mit allen Sinnen.

5. Essen Sie sich satt. Das ist das Ziel der Nahrungsaufnahme; verbunden mit einem entspannenden Wohlgefühl als kör-

perlicher Belohnung zur Lebenserhaltung. Wenn Sie häufig aufhören, bevor Sie satt sind, züchten Sie sich ein andauerndes, unterschwelliges Hungergefühl, das sich irgendwann sein Ventil in Heißhunger und Fressattacken sucht.

6. Sorgen Sie mit neuen Kreationen immer wieder für Abwechslung auf dem Teller – das erweitert Ihre kulinarische Körperintelligenz. Angenehmer Nebeneffekt: Neues zu entdecken belohnt Ihr Gehirn mit Glücksgefühlen.

7. Verwenden Sie möglichst oft frische, unverarbeitete und mit allen Sinnen getestete Nahrungsmittel. Das kann den kulinarischen Genussfaktor erhöhen und Ihrem Körper guttun. Aber auch hier gilt: Frisch ist kein Dogma. Verarbeitet muss nicht schlechter sein. Die Vielfalt macht's.

8. Reizen Sie gelegentlich Ihr Hungergefühl aus, bis Sie »vor Hunger sterben«. Lassen Sie dann in entsprechend privatem Umfeld Ihrer gesteigerten Esslust verstandesbefreit und ohne Beachtung gesellschaftlicher Normen freien Lauf, und essen Sie, wie Sie wollen.

9. Stark verarbeitete Lebensmittel und Getränke mit den Bezeichnungen »light«, »Diät«, »ohne Zucker«, »kalorienarm« und »fettreduziert« können die kulinarische Intelligenz Ihres Körpers stören, den Wert von Nahrungsmitteln korrekt einzuschätzen. Machen Sie daher den verstandesbefreiten, rein gefühlten Geschmackstest und probieren Sie unbedingt auch die Vollversionen dieser Produkte. Entscheiden

Sie anschließend ehrlich und im wahrsten Sinne aus dem Bauch heraus, was Ihnen besser schmeckt.

10. Es gibt grundsätzlich weder gesunde Nahrungsmittel noch ungesundes Essen. Allein die Menge ist entscheidend. Alles ist erlaubt. Ihre kulinarische Körperintelligenz reguliert Ihr Hunger- und Lustempfinden nach den erforderlichen Nährstoffen. Dementsprechend abwechslungsreich und ausgewogen ernähren sich Echte Esser.

11. Ignorieren Sie alle Meldungen zu gesundem Essen. Gesund ist nur, was Ihnen schmeckt, nicht, was über viele Medien als gesund dargestellt wird.

9

20 ERNÄHRUNGS-LÜGEN – UND WIE SIE SICH DAVON BEFREIEN

Neben den in diesem Buch ausführlich dargestellten diversen LowCarb-Märchen begegnet man als »ernährungsaffiner« Bürger inzwischen einer nahezu undurchdringbaren Phalanx an Ernährungslügen. Für alle LeserInnen, die sich auch über die »bösen Kohlenhydrate« hinaus ein wenig frei machen möchten von den pseudowissenschaftlichen Ballaststoffen im Kopf, folgen die Top 20 der »Ernährungslügen« inklusive »Freimachtipps«. Die Liste erhebt keinen Anspruch auf Vollständigkeit.

1. LÜGE: SCHOKOLADE FÜHRT ZU ÜBERGEWICHT!

Fakt ist: Die Schweizer sind die Dünnsten in Europa, und sie essen die meiste Schokolade. Auch bei Jugendlichen findet sich dieser statistische Zusammenhang: je mehr Schoki, desto niedriger BMI und Fettgehalt.

So machen Sie es richtig: Wenn Sie gerne Schokolade essen, machen Sie das – am besten nur dann, wenn Sie echten Hunger haben. Es gibt keinen einzigen Beweis, dass Schokolade dick macht. Übrigens: Dunkle Schokolade ist auch nicht gesünder.

2. FAST FOOD MACHT DIE JUGEND FETT!

Fakt ist: Eine große 36-Länder-Studie mit mehr als 200.000 Kindern und Jugendlichen hat gezeigt, dass die Kinder, die am meisten Fast Food essen, einen minimal erhöhten BMI haben. Bei den Jugendlichen war jedoch die umgekehrte Beobachtung zu machen: je mehr Fast Food, desto dünner. Ein ursächlicher Zusammenhang ist in beiden Fällen nicht nachweisbar.

So machen Sie es richtig: Wenn die Jugend Hunger hat und dann Burger, Döner oder Wraps essen möchte, dann soll sie es tun! Wichtiger ist neben der Qualität der Produkte, dass die Heranwachsenden keine künstlich erzeugte Angst vorm Essen bekommen, denn die kann sich zu einer Essstörung entwickeln.

3. LIMO UND COLA VERURSACHEN KINDLICHE FETTLEIBIGKEIT!

Fakt ist: Der Zusammenhang zwischen Softdrinkkonsum und Fettleibigkeit ist absolut unklar, wie eine Metaanalyse zahlreicher Kinderernährungsstudien gezeigt hat. Generell gilt: Ob man dick, normal oder dünn ist, das bestimmen in erster Linie die Gene (zu 70 bis 80 %). Darüber hinaus beeinflussen mehr als ein Dutzend weiterer Faktoren das Körpergewicht: Schlafqualität und -dauer, Medikamente, Erkrankungen und Emotional Eating, also das hungerfreie Essen aus seelischen Gründen wie Frust, Kummer, Stress, Einsamkeit und zur »Eigentherapie« psychischer Probleme (»die Seele füttern«).

So machen Sie es richtig: Limo und Cola sind normale Getränke, wie es auch Orangensaft und Apfelsaft sind (mit 40 bis 45 kcal/100 ml ist auch der Kaloriengehalt vergleichbar). Jedes Kind kann sie trinken, es kommt wie immer auf die Menge an. Eine wissenschaftlich gesicherte, allgemeingültige Obergrenze gibt es nicht. Der gesunde Menschenverstand ist gefragt – und zwar stets mit Fokus auf das einzelne Kind.

Gut zu wissen: Studien haben gezeigt, dass zugesetzter Zucker insgesamt nur 12 % der Energie ausmacht, die Kinder täglich aufnehmen. Und diesen »added sugar« nehmen die Kleinen nicht vorwiegend in Form von Limo und Cola zu sich, sondern verspeisen 78 % davon in fester Form. Also macht die Limo nur einen ganz kleinen Teil der Gesamtenergie aus.

4. VEGANER LEBEN LÄNGER!

Fakt ist: Zum einen existieren nur ganz wenige Studien, die Veganer als Einzelgruppe analysieren – meistens werden sie mit Vegetariern gemeinsam in eine Studiengruppe gepackt. Zum anderen, so die vorliegenden Studien, leben weder Veganer noch Vegetarier länger. Das uns schon begegnete »Flaggschiff« der Ernährungsstudien, EPIC, hat gar gezeigt, dass moderate Fleischesser die höchste Lebenserwartung haben.

So machen Sie es richtig: Wer aus ethisch-moralischen Gründen Veganer werden will, »damit für mein Leben kein Tier sterben muss«, der soll das gerne tun. Wer aber glaubt, eine Ernährung ohne tierische Lebensmittel lässt länger gesund leben, der glaubt an ein Märchen der Pflanzenkostlobbyisten.

5. VEGETARIER SIND GESÜNDER!

Fakt ist: Die Studienlage ist – wie immer in der Ernährungsforschung – so richtig schön unklar: Manche Studien zeigen, dass Vegetarier gesünder sind, bei anderen gibt es keinen Unterscheid, wiederum andere beobachten, dass Vegetarier sogar unter mehr Krankheiten leiden als Fleischesser. So haben beispielsweise die Universitäten Graz und Hildesheim unabhängig voneinander festgestellt, dass bei Vegetariern häufiger Depressionen und Angststörungen auftreten. Die Oxford-Analyse der EPIC-Studie ergab, dass Vegetarier häufiger an Darmkrebs erkranken.

So machen Sie es richtig: Wer nicht gerne Fleisch isst, aus welchen Gründen auch immer, kein Problem, es gibt genug andere Lebensmittel, die den Bedarf an Nährstoffen und Genuss decken. Aber verfallen Sie nicht dem Irrglauben: kein Fleisch = mehr Gesundheit. Das ist reine Science-Fiction!

6. OBST UND GEMÜSE SCHÜTZEN VOR KREBS!

Fakt ist: Kein Wissenschaftler weiß, welches Essen vor Krebs schützt. Bei Obst und Gemüse dachte man früher, es gäbe einen (wenn auch schwachen) Zusammenhang zwischen dem Verzehr und Krebs. Laut der Datenlage neuester Forschungen hat der Verzehr von Äpfeln, Birnen, Salat und Co. keine krebsvorbeugende Wirkung.

So machen Sie es richtig: Essen Sie so viel Obst und Gemüse, wie Ihnen gut schmeckt und wie Sie es vertragen. Eine Krebserkrankung werden Sie damit aber sicherlich nicht verhindern.

7. FLEISCHESSEN FÜHRT FRÜHER ZUM HERZINFARKT!

Fakt ist: Für diese »Fleischangstmache« existiert kein wissenschaftlicher Beleg. Insgesamt ergibt die neueste Datenlage, dass ein relevanter Zusammenhang zwischen Fleischkonsum und Herz-Kreislauf-Erkrankungen nicht erkennbar ist.

So machen Sie es richtig: Ihr Herz können Sie auf viele Arten fit halten – aber weniger Steaks auf dem Teller gehören nicht dazu.

8. RICHTIG VIEL BALLASTSTOFFE SIND GUT FÜR DEN DARM!

Fakt ist: Ballaststoffe können verdauungsfördernd und gut für den Darm sein, das ist korrekt. Aber wie viel, das ist immer individuell bestimmt. Es gibt keine für alle gültige gesunde Menge. Denn bei Menschen mit sensibler Verdauung können zu viele Ballaststoffe zu Schmerzen, Krämpfen und fiesen Blähungen führen.

So machen Sie es richtig: Hören Sie im wahrsten Sinn auf Ihren Bauch! Nur Ihr Magen-Darm-Trakt weiß, wie viele Ballaststoffe er verarbeiten kann. Haben Sie häufig Blähungen, Krämpfe und oder Durchfall, dann sollten Sie die Ballaststoffzufuhr drosseln.

9. FÜNFMAL AM TAG OBST UND GEMÜSE SIND GESUND!

Fakt ist: Die Aktion »5 am Tag« soll in erster Linie den Absatz von frischem und verarbeitetem Obst und Gemüse ankurbeln. Um den Leuten einen Stups in Richtung Kauf zu geben, wird so getan, als wäre der hohe Verzehr gesund. Es gibt jedoch weder einen Nutzennachweis, dass viel Obst und Gemüse gesund hält, noch dass die »5 am Tag«-Kampagne die Gesundheit der Bürger auch nur ein klitzekleines Promillchen fördert. Stattdessen wird den Verbrauchern ein schlechtes Gewissen eingeredet. Dann kaufen sie »der Gesundheit wegen« Obst und Gemüse und werfen einiges davon später vergammelt in den Müll. Kampagnenziel »mehr Absatz« erreicht, aber zu welch perversem Preis?

So machen Sie es richtig: Lassen Sie sich nicht von irgendwelchen frei erfundenen »Kauf Gesundheit!«-Kampagnen ins Bockshorn jagen! Kaufen Sie das, was Sie gerne essen, sonst nichts.

10. DIÄTEN MACHEN SCHLANK!

Fakt ist: Schätzungsweise 80 bis 90% aller Diäten scheitern. Nach einer Diät nimmt man wieder zu, oftmals sogar mehr als vorher. Das ist der berühmt-berüchtigte Jo-Jo-Effekt. Diäten machen also nicht schlanker, sondern dicker – und sogar fetter, denn während der Abspeckkur verliert man auch Muskelmasse, nach der Diät wird aber vermehrt Fett zugelegt. Darüber hinaus gelten Diäten als »Einstiegsdroge in Essstörungen«.

So machen Sie es richtig: Finger weg von Diäten, denn sie können der Anfang Ihres neuen »fetten Problem-Ichs« sein!

11. SPORTLER BRAUCHEN EIWEISSPRÄPARATE!

Fakt ist: Wir nehmen mehr als genug Eiweiß mit der normalen Nahrung auf. Mit dieser Menge können sogar Kraftsportler mehrere Kilogramm neuer Muskelmasse aufbauen – und das ganz ohne Extraeiweiß.

So machen Sie es richtig: Geben Sie Ihr Geld lieber für gute, leckere Lebensmittel aus, und gönnen Sie sich auch einmal etwas kulinarischen Luxus, statt es für überflüssige Eiweißpräparate aus dem Fenster zu werfen!

12. WENIGER SALZ SCHÜTZT VOR BLUTHOCHDRUCK!

Fakt ist: Die Salzdiskussion ist ein Paradebeispiel für das Kerndilemma der Ernährungsforschung: Nichts Genaues weiß man nicht. Bezüglich der Frage »Salz oder nicht Salz, das ist hier die Frage?« stehen sich zwei Lager gegenüber: Die »Old-School«-Wissenschaftler klammern sich an die These »Weniger Salz ist gut für den Blutdruck«; die progressiven Forscher, die sich an aktuellsten Daten orientieren, meinen, dass schlicht niemand weiß, wie viel Salz ungesund ist. Für Otto Normalverbraucher ist eine Salzrestriktion nicht nötig, sie kann sogar zu gesundheitlichen Problemen führen. So haben gleich mehrere Studien gezeigt, dass auch zu wenig Salz das Risiko für Todesfälle und Herz-Kreislauf-Erkrankungen erhöhen kann!

So machen Sie es richtig: Machen Sie sich keine Gedanken über das »Salz in der Suppe«, sondern vertrauen Sie auf Ihren Körper – er braucht Salz unbedingt, denn ohne Salz sterben Sie. Daher gibt es einen ausgeklügelten biologischen Mechanismus zum Salzhaushalt, der gut über den Geschmack und Durst reguliert wird.

13. MAN MUSS MINDESTENS 1,5 LITER WASSER AM TAG TRINKEN!

Fakt ist: Dieser Trinkmythos erfreut natürlich alle Wasserverkäufer. Aber: Eine »gesunde Trinkmenge« gibt es nicht. Wie viel ein Mensch trinken muss, hängt davon ab, wie viel Flüssigkeit er mit dem Essen aufnimmt (auch in festen Nahrungsmitteln steckt viel Wasser), wie heiß es ist, wie er sich bewegt, wie viel er schwitzt usw. Man kann sich übrigens auch tot trinken – das passiert manchmal bei Marathonläufern.

So machen Sie es richtig: Hören Sie auf Ihren Durst. Trinken, wenn man durstig ist, ist der beste Zeitpunkt.

14. KAFFEE ENTWÄSSERT UND MACHT BLUTHOCHDRUCK!

Fakt ist: Die neuen Studien zeigen, je mehr Kaffee jemand trinkt (meist bis zu fünf Tassen), desto weniger Krankheiten hat / er! Wie jedoch ein hoher Kaffeekonsum mit weniger Diabetes, Gicht, Alzheimer und Schlaganfall zusammenhängt, das weiß niemand. Aber klar ist heutzutage, dass bei Kaffee keiner Angst haben muss, krank zu werden. Und inzwischen zählt auch Kaffee ganz offiziell als »Getränk, das positiv zur Flüssigkeitsbilanz beiträgt« – also nichts mehr mit Entwässerungsfantasien!

So machen Sie es richtig: »Sei Du kein Muselmann, der das nicht lassen kann« – vergessen Sie dieses böse alte Liedchen vergangener Tage. Trinken Sie Ihren Kaffee mit vollem Genuss – und mit dem Wissen, dass er möglicherweise nicht nur gut schmeckt, sondern vielleicht sogar gesund ist.

15. FRÜHSTÜCK IST DIE WICHTIGSTE MAHLZEIT DES TAGES!

Fakt ist: Das ist völliger Quatsch, eine frei erfundene Ernährungsregel ohne irgendein wissenschaftliches Fundament. Wer die wohl in die Welt gesetzt hat? Eine Frühstückslobby existiert ja nicht wirklich ...

So machen Sie es richtig: Die wichtigste Mahlzeit des Tages ist die, die Sie am genussvollsten satt macht, wenn Sie richtig Hunger haben. Wenn Sie morgens nicht hungrig sind, müssen Sie auch nichts essen – der Tag ist noch lang genug.

16. MÜSLI IST DAS GESÜNDESTE FRÜHSTÜCK, VIEL BESSER ALS NUTELLA-BRÖTCHEN!

Fakt ist: »Die Einteilung in gesunde und ungesunde Lebensmittel hat keinen Sinn.« Das sagt sogar die Deutsche Gesellschaft für Ernährung, die ja eher für ihre weltfremden zehn Regeln zur gesunden Ernährung bekannt ist. Es gibt kein »gesündestes« Frühstück. Gesund ist immer das, was einem besser schmeckt, was man richtig gut verträgt und wobei man sich nach dem Essen superwohl fühlt. Wenn Sie beispielsweise von Milch schmerzhafte

Krämpfe bekommen, Ballaststoffe Ihnen wilde Winde aus dem Leib treiben und Fruktose aus frischen Früchten Ihren Bauch blähen lässt – wie kann dann ein »Vollwertmüsli mit Obst« gesund für Sie sein? Das ist gesundheitsgefährdender Nonsens!

So machen Sie es richtig: Wenn Sie morgens Hunger haben und gerne frühstücken, dann lassen Sie sich nicht von Ernährungsaposteln Ihre morgendliche Mahlzeit diktieren. Ob Sie Eier mit Speck, Müsli oder Brötchen essen, obliegt ganz allein Ihrer Entscheidung – respektive der Ihres Darms.

17. SUPERFOODS WIE ACAI, CHIA, GOJI UND MATCHATEE SIND SUPERGESUND!

Fakt ist: Es gibt keine Superfoods. Das ist ein reiner Marketingbegriff, um exotische, hierzulande häufig noch relativ unbekannte Früchte oder Samen völlig überteuert zu verkaufen. Es gibt keinen einzigen wissenschaftlichen Beweis, dass Goji, Acai, Chia … die Gesundheit fördern oder vor Krankheiten schützen, das heißt, jedes Gesundheitsversprechen ist frei erfundene Verkaufsförderung, nicht mehr als ein billiges Ernährungsmärchen.

So machen Sie es richtig: Statt Goji und Acai können Sie auch Heidelbeeren, Johannisbeeren oder Sanddorn verwenden – das ist hinsichtlich des »Superfoodpotenzials« völlig egal. Deutsche Beeren werden jedoch nach höheren hygienischen Sicherheitsstandards verarbeitet als in den exotischen Herkunftsländern von Acai und Co. Und der gute alte Leinsamen ist zwar weniger hip, aber ernährungsphysiologisch dem hoch gehypten Chia absolut ebenbürtig – nur verlangen die Superfood-Powerseller aufgrund des »Hipfaktors« mehr als das Zehnfache für Chia.

18. WURST VERURSACHT KREBS, WIE NIKOTIN UND ASBEST!

Fakt ist: Was die Weltgesundheitsorganisation (WHO) Ende 2015 für eine Panik verursacht hat, als es ihr um die Wurst und Krebs ging, das entbehrt jeglicher wissenschaftlichen Grundlage. Darum ist die Weltgesundheitspolizei nach Kritik von allen Seiten schon nach ein paar Tagen wieder zurückgerudert, man dürfe das alles nicht überinterpretieren. Sehr seltsam an der Sache: Bis Juni 2017 hat die WHO die Originalstudie nicht veröffentlicht, sodass noch kein kritischer Wissenschaftler die Daten auf Herz und Nieren überprüfen konnte. Ein Schelm, wer Böses dabei denkt …

So machen Sie es richtig: Lassen Sie sich nicht die Wurst vom Brot nehmen! Es gibt keinen einzigen Krebsfall auf der Welt, der wissenschaftlich gesichert durch Wurst verursacht wurde.

19. ÜBERGEWICHT MACHT KRANK UND VERKÜRZT DAS LEBEN!

Fakt ist: Oha – die statistische Datenlage zeigt überwiegend genau das Gegenteil! Studiengemäß haben moderat Übergewichtige die höchste Lebenserwartung. Des Weiteren steht Übergewicht in Zusammenhang mit besseren Überlebenschancen bei zahlreichen Erkrankungen wie Herzschwäche (Herzinsuffizienz) oder Schlaganfall.

So machen Sie es richtig, Herr Gesundheitsminister Gröhe: Sie möchten doch sicher nicht, dass Ihre Normalgewichtskampagnen dazu führen, dass die Bundesbürger früher ins Gras beißen, oder? Dann stoppen Sie besser die Antiübergewichtspropaganda …

20. WIR WERDEN VON DER »GENERATION FETTER KINDER« ÜBERROLLT!

Fakt ist: Schauen Sie sich einmal bewusst in Ihrem Alltag um. Wo sehen Sie wie viele dickleibige Kinder? Und wie viele sind das im Vergleich zu den dünnen und normalen Kids, die Ihnen begegnen? Während Sie im Kopf noch nach den kleinen Dicken suchen, hier die Erkenntnisse der Wissenschaft: Etwa 75 % der Kinder und Jugendlichen in Deutschland gelten als normalgewichtig. Und aufgepasst: Es gibt mehr untergewichtigen als adipösen (fettleibigen) Nachwuchs!

So machen Sie es richtig: Lassen Sie sich keine Märchen vom »Land der dicken Kinder« erzählen. Und halten Sie das Thema »Du bist zu dick!« von Ihren (gesunden) Kindern fern, denn laut Robert-Koch-Institut ist das »gefühlte Übergewicht« problematischer als das tatsächliche. Schlimmstenfalls können die fiktiven Kilos zu einer Essstörung beitragen.

QUELLEN

EINLEITUNG

[1] »Kulturgeschichte der Diät – Der ewige Kampf gegen das Fressen«, Der Spiegel 10/2016.

[2] *Ernährungsreport 2016*, Forsa-Umfrage im Auftrag des Bundesministeriums für Ernährung und Landwirtschaft (BMEL).

[3] http://www.euromonitor.com/ 2014.

[4] »Humans Can Taste Glucose Oligomers Independent of the hT1R2/hT1R3 Sweet Taste Receptor«, *Chemical Senses*, 23.08.2016.

[5] Repräsentative Umfrage des Gesundheitsmagazins *Apotheken Umschau*, durchgeführt von der GfK Marktforschung Nürnberg bei 2.051 Personen ab 14 Jahren, 24.08.2015.

KAPITEL 1

[1] http://www.euromonitor.com/ 2014.

[2] »Dietary intake in people consuming a reduced-carbohydrate diet in the National Diet and Nutrition Survey«, *Journal of Human Nutrition and Dietetics*, 12.10.2016.

[3] »Glukosestoffwechsel«, DocCheck Flexikon (online), Oktober 2016.

KAPITEL 2

[1] »Geldspritze für Präventions- und Ernährungsforschung«, *Deutsche Apotheker Zeitung*, 04.06.2013.

[2] »Falsche Früchtchen«, *Süddeutsche Zeitung online*, 14.04.2011.

[3] »Überschätzte Gesundheitsstudien: Wer zu viel glaubt, bleibt dumm«, *Spiegel online*, 23.07.2012.

[4] »Ernährungsregeln – wo bleiben die Daten?«, *Novo Argumente*, 03.04.2013.

[5] »Das Vertrauen in die Medizin sollte erschüttert werden«, *Brand Eins*, 04/2016.

[6] »Implausible results in human nutrition research – Definitive solutions won't come from another million observational papers or small randomized trials«, *British Medical Journal* 347, 14.11.2013, f6698.

[7] »Limitations of Observational Evidence: Implications for Evidence-Based Dietary Recommendations«, *Advances in Nutrition* 5, 2014, 7–15.

[8] »Der Verbraucher versteht das Wort Risiko nicht«, *Bonner General Anzeiger*, 31.01.2106.

[9] »Wissenschaft in Potsdam«, *Märkische Allgemeine*, 06.08.2016.

[10] »Nahrungsergänzung? Braucht kein Mensch«, *Lübecker Nachrichten*, 15.09.2016.

[11] »Gesunde Ernährung: Auch mal ein paar Gummibärchen«, *Main-Post*, 19.10.2016.

[12] »Wenn gesunde Ernährung zwanghaft wird«, *Süddeutsche Zeitung online*, 11.10.2016.

[13] »Ernährung: Boom, Mythen und Gerüchteküche«, *Der Standard*, 10.11.2016.

[14] »Brotzeit schlägt Steinzeit«, DocCheck News (online), 22.11.2016.

[15] »Günstiges Essen ist Wohlstandsindikator«, n-tv.de, 25.06.2016.

[16] *GEO Wissen Gesunde Ernährung*, Nr. 1, 2016, S. 111.

[16.1] »Ernährungsirrtümer – gibt es gesundes und böses Essen?«, *Badische Zeitung*, 27.03.2017

KAPITEL 3

[1] »Vegetarian Dietary Patterns and Mortality in Adventist Health Study 2«, *JAMA Internal Medicine* 173, 2013, 1230–1238.

[2] »Vegetarian Dietary Patterns and the Risk of Colorectal Cancers«, *JAMA Internal Medicine* 175, 2015, 767–776.

[3] »Mortality in vegetarians and comparable nonvegetarians in the United Kingdom«, *The American Journal of Clinical Nutrition* 103, 2016, 218–30.

[4] The Journal of the American College of Nutrition. 2015 May 5:1–23; »Red Meat and Colorectal Cancer: A Quantitative Update on the State of the Epidemiologic Science«, *The Journal of the American College of Nutrition* 05.05.2015, 1–23 (publ. online).

[5] »Meat consumption and mortality – results from the European Prospective Investigation into Cancer and Nutrition«, *BMC Medicine* 11, 2013, 63.

[6] »Cancer incidence in vegetarians: results from the European Prospective Investigation into Cancer and Nutrition (EPIC-Oxford)«, *The American Journal of Clinical Nutrition*, 89, 2009, 1620S–1626S.

[7] »Fast-food consumption and body mass index in children and adolescents: an international cross-sectional study«, *BMJ-Open* 4, 8.12.201, e005813.

[8] »Association between chocolate consumption and fatness in European adolescents«, *Nutrition* 30, 2014, 236–9.

[9] »Das Geheimnis der Sarden«, *Stern online*, 04.06.2014.

[10] »Das rätselhafte Tal der hochagilen Greise«, *Die Welt online*, 23.08.2010.

[11] »Lifestyle Factors of people with exceptional longevity«, *Journal of the American Geriatric Society* 59, 2011, 1509–1512.

[12] »Centenarians and their hearts: A prospective registry with comprehensive geriatric assessment, electrocardiogram, echocardiography, and follow-up«, *American Heart Journal*, 169, 2015, 798–805.

[13] »Zahl der Todesfälle im Jahr 2015 um 6,5% gestiegen«, Statistisches Bundesamt, Pressemitteilung 19.01.2017

[14] »Todesursachen 2015: vier von zehn sterben an Herz-Kreislauf-Erkrankungen, ein Viertel an Krebs«, Direktion Bevölkerung, Statistik Austria, Pressemitteilung, 06.07.2016.

[15] »Is Sex Good for Your Health? A National Study on Partnered Sexuality and Cardiovascular Risk among Older Men and Women«, *Journal of Health and Social Behavior* 57, 2016, 276–96.

[16] »Low Carb – Kohlenhydratarme Kostformen unter die Lupe genommen«, *Ernährungs-Umschau*, 12/2007.

[17] Antwort auf E-Mail-Anfrage zum aktuellen Status von [16], 03.10.2016.

[18] »Kulturgeschichte der Diät – Der ewige Kampf gegen das Fressen«, *Der Spiegel*, 03.10.2016.

[19] »Amount, type, and sources of carbohydrates in relation to ischemic heart disease mortality in a Chinese population: a prospective cohort study«, *The American Journal of Clinical Nutrition* 100, 2014, 53–64.

[20] »Dietary patterns and the risk of CVD and all-cause mortality in older British men«, *British Journal of Nutrition* 116, 2016, 1246–1255.

[21] »Whole grain consumption and risk of cardiovascular disease, cancer, and all cause and cause specific mortality: systematic review and dose-response meta-analysis of prospective studies«, *British Medical Journal* 353, 14.06.2016, i2716.

[22] »Food groups associated with a reduced risk of 15-year all-cause death«, *European Journal of Clinical Nutrition* 70, 2016, 715–22.

[23] »Kohlenhydrate – optimale Ernährung zur Gewichtsabnahme und für ein längeres Leben«, Australisch-Neuseeländischer Hochschulverbund, Pressemeldung, 07.10.2016.

[24] »Bestätigt: Die für alle ideale Ernährungsweise gibt es nicht«, *wissenschaft-aktuell.de*, 14.07.2015.

[25] »Personalized Nutrition by Prediction of Glycemic Responses«, *Cell* 163, 2015, 1079–94.

[26] »Gesunde Ernährung: Auch mal ein paar Gummibärchen«; *Main-Post*, 15.10.2016.

[27] »Unterschätzter Risikofaktor Harnsäure«, Deutsche Gesellschaft für Kardiologie – Herz- und Kreislaufforschung e.V., Pressemitteilung, 07.10.2016.

[28] »The effects of low carbohydrate versus conventional weight loss diets in severely obese adults: one-year follow-up of a randomized trial«, *Annals of Internal Medicine* 140, 2004, 778–85.

[29] »Effect of low-carbohydrate high-protein diets on acid-base balance, stone-forming propensity, and calcium metabolism«, *American Journal of Kidney Diseases* 40, 2002, 265–74.

[30] »Serum uric acid concentrations in meat eaters, fish eaters, vegetarians and vegans: a cross-sectionalanalysis in the EPIC-Oxford cohort«, *PLoS One* 8, 13.02.2013. Dazu: »Hyperurikämie: Neue Sicht auf Gicht«, DocCheck News (online), 31.03.2014.

[31] »Serum uric acid as a risk predictor for erectile dysfunction«, *The Journal of Sexual Medicine* 11, 2014, 1118–24. Dazu: »Erektile Dysfunktion: Kein(en) Hoch auf Harnsäure«, DocCheck News (online), 13.01.2015.

[32] »Nutrition and Health – The Association between Eating Behavior and Various Health Parameters: A Matched Sample Study«, *PLoS One* 9, 07.02. 2014.

[33] »Vegetarian diet and mental disorders: results from a representative community survey«, *International Journal of Behavioral Nutrition and Physical Activity* 9, 2012, 67.

[34] »Proteinarme Ernährung verbessert Zucker-Stoffwechsel«, Deutsches Krebsforschungszentrum, Pressemitteilung, 23.08.2016.

[35] »Wenig Eiweiß, schneller Stoffwechsel«, NetDoktor.de, 07.10.16 (ergänzende Zitate Studienleiter Adam Rose zur Studie [34]).

[36] »Isocaloric Diets High in Animal or Plant Protein Reduce Liver fat and Inflammation in Individuals with Type 2 Diabetes«, *Gastroenterology* 152, 2017, 571–585 (Hervorhebungen durch den Autor).

[37] »Brotzeit schlägt Steinzeit«, DocCheck (online), 22.11.2016.

[38] »Bedeutung von Kohlenhydraten für Ernährung und Gesundheit«, *Ernährung im Fokus*, 11-12/2015.

KAPITEL 4

[1] »Gewicht und BMI liefern keine Hinweise auf Blutfettwerte«, Deutsche Gesellschaft für Kardiologie, Pressemeldung, 28.08.2016.

[2] »Sozioökonomischer Status beeinflusst Risiko für neuerlichen Herzinfarkt oder Schlaganfall«, Deutsche Gesellschaft für Kardiologie, Pressemeldung, 28.08.2016.

[3] »Association of Age at Onset of Menopause and Time Since Onset of Menopause With Cardiovascular Outcomes, Intermediate Vascular Traits, and All-Cause Mortality: A Systematic Review and Meta-analysis«, *JAMA Cardiology* 1, 2016, 767–776. Und zitiert aus: »Frühzeitige Menopause erhöht das KHK-Risiko«, *springermedizin.de*, 27.09.2016.

[4] »Dietary intervention to reverse carotid atherosclerosis«, *Circulation* 121, 2010, 1200–8.

[5] »Low carbohydrate-high protein diet and incidence of cardiovascular diseases in Swedish women: prospective cohort study«, *British Medical Journal* 344, 26.06.2012, e4026.

[6] »Low-Carb erhöht Risiko für Herz-Kreislauf-Krankheiten«, *Spiegel online*, 27.06.2012.

[7] »Effects of low-carbohydrate diets v. low-fat diets on body weight and cardiovascular risk factors: a meta-analysis of randomised controlled trials«, *British Journal of Nutrition* 115, 2016, 466–79.

[8] »Diabetesforschung – Zuckerabhängigkeit: Schalter für Zuckertransport ins Gehirn entdeckt«, Helmholtz-Zentrum München – Deutsches Forschungszentrum für Gesundheit und Umwelt, Pressemeldung, 12.08.16 (Hervorhebung durch den Autor).

[9] »Proteinarme Ernährung verbessert Zucker-Stoffwechsel«, Deutsches Krebsforschungszentrum, Pressemeldung, 23.08.2016.

[10] »Gefährliches Doppel: KHK und Diabetes«, *Der Hausarzt* 9/2011, 46–51.

[11] »Long-term effects of weight loss with a very-low carbohydrate, low saturated fat diet on flow mediated dilatation in patients with type 2 diabetes: A randomised controlled trial«, *Atherosclerosis* 252, 2016, 28–31.

[12] »A critical review of low-carbohydrate diets in people with Type 2 diabetes«, *Diabetic Medicine* 33, 2016, 148–57.

[13] »Weight loss on low-fat vs. low-carbohydrate diets by insulin resistance status among overweight adults and adults with obesity: A randomized pilot trial«, *Obesity (Silver Spring)* 24, 2016, 79–86.

[14] »The association of substituting carbohydrates with total fat and different types of fatty acids with mortality and weight change among diabetes patients«, *Clinical Nutrition* 35, 2016, 1096–102.

[15] »Sugar and Type 2 diabetes«, *British Medical Bulletin*, 120, 2016, 43–53.

[16] »Habitual chocolate intake and type 2 diabetes mellitus in the Maine-Syracuse Longitudinal Study: (1975–2010): Prospective observations«, *Appetite* 108, 2016, 263–269.

[17] »Daily chocolate consumption is inversely associated with insulin resistance and liver enzymes in the Observation of Cardiovascular Risk Factors in Luxembourg study«, *British Journal of Nutrition* 115, 2016, 1661–8.

[18] »Low Carbohydrate Diets and Type 2 Diabetes: What is the Latest Evidence?«, *Diabetes Therapy* 6, 2015, 411–424 (Hervorhebung durch den Autor).

[19] »Diabetesforschung – Risikofaktor Luftverschmutzung«, Helmholtz-Zentrum München – Deutsches Forschungszentrum für Gesundheit und Umwelt, Pressemeldung, 08.09.16.

[20] »WHO: Mehr als 90 Prozent aller Menschen leiden unter Luftverschmutzung«, *Deutsches Ärzteblatt*, 27.09.2016.

[21] »Job insecurity and risk of diabetes: a meta-analysis of individual participant data«, *Canadian Medical Association Journal* 188, 2016, E447–E455.

[22] »Arbeitswelt und Migration: Typ-2-Diabetes vorbeugen und Arbeitskraft bei Erkrankten erhalten«, Deutsche Diabetes-Gesellschaft, Pressemeldung, 25.10.2016.

[23] »Incident Type 2 Diabetes Risk is Influenced by Obesity and Diabetes in Social Contacts: a Social Network Analysis«, *Journal of General Internal Medicine* 31, 2016, 1127–33.

[24] »Diabetes vererbt sich in Familien«, *Ärzte-Zeitung*, 19.07.2011.

[25] »Hepatologin warnt: Eine Fettleber ist nichts Normales!«, *Ärzte-Zeitung*, 02.11.2015.

[26] »Ernährung bei Krebs: Was ist gesund?«, *Apotheken-Umschau*, 05.08.2016 (Hervorhebung durch den Autor).

[27] »Ernährungsmythen bei Krebs«, Deutsches Krebsforschungszentrum, Pressemeldung, 12.10.2016 (Hervorhebung durch den Autor).

[28] »Das Drei-Säulen-Prinzip«, *Pharmazeutische Zeitung*, 33/2016.

[29] »Cancer in context: 37 years of painstakingly collected data«, University of Southern California/Los Angeles, Pressemitteilung, 15.10.2016.

[30] »Low-carbohydrate, high-fat diets have sex-specific effects on bone health in rats«, *European Journal of Nutrition* 55, 2016, 2307–20.

[31] »Long-term effects of a very-low-carbohydrate weight-loss diet and an isocaloric low-fat diet on bonehealth in obese adults«, *Nutrition* 32, 2016, 1033–6.

[32] »High-Fat and Low-Carbohydrate Diets Are Associated with Allergic Rhinitis But Not Asthma or Atopic Dermatitis in Children«, *PLoS One* 11, 26.02.2016.

KAPITEL 5

[1] Umfrage »Haben Sie schon einmal eine Diät gemacht und falls ja, wie schwer waren Sie etwa ein Jahr nach der Diät?«, GfK Gesellschaft für Konsumforschung, Classic-Bus, Sep./Okt. 2012; 2.154 Frauen; repräsentativ.

[2] »Diät fängt im Kopf an«, *Welt am Sonntag*, 08.01.2012.

[3] »Diät macht dick – Krank statt schlank«, *Focus online*, Juli 2013.

[4] »Probability of an Obese Person Attaining Normal Body Weight: Cohort Study Using Electronic Health Records«, *American Journal of Public Health* 105, 2015, 54–9.

[5] »Comparison of Weight Loss Among Named Diet Programs in Overweight and Obese Adults; A Meta-analysis«, *Journal of the American Medical Association* (JAMA) 312, 2014, 923–933.

[6] »The effect of rate of weight loss on long-term weight management: a randomised controlled trial«, *The Lancet Diabetes & Endocrinology*, Early Online Publication, 16.10.2014.

[7] »Long-Term Effects of 4 Popular Diets on Weight Loss and Cardiovascular Risk Factors. A Systematic Review of Randomized Controlled Trials«, *Circulation: Cardiovascular Quality and Outcomes* 7, 2014, 815–827.

[8] Interdisziplinäre Leitlinie der Qualität S3 zur »Prävention und Therapie der Adipositas«, DGE, DDG, DAG, DGEM, Oktober 2014.

[9] »Comparison of weight loss among named diet programs in overweight and obese adults: a meta-analysis«, *Journal of the American Medical Association* (JAMA) 312, 2014, 923–33.

[10] »Die Schlankmacher«; BBC/ZDF, 07.10.2014.

[11] »Manipulation, Lügen, Ausbeutung: ein Aussteiger über die korrupte Diätindustrie«, *broadly vice*, 28.10.16.

[12] »Macht eine Low-Carb-Diät dick?«, *aponet*, 23.02.2016.

[13] »The Paleo diet and diabetes«, *Medical Journal of Australia* 205, 2016, 151–2.

[14] »Effects of low-carbohydrate diets versus low-fat diets on metabolic risk factors: a meta-analysis of randomized controlled clinical trials«, *American Journal of Epidemiology* 176 Suppl 7, 2012, S44–54.

[15] »Association of pasta consumption with body mass index and waist-to-hip ratio: results from Moli-sani and INHES studies«, *Nutrition & Diabetes* 6, 2016, e218.

[16] »Long-term effects of weight loss with a very-low carbohydrate, low saturated fat diet on flow mediated dilatation in patients with type 2 diabetes: A randomised controlled trial«, *Atherosclerosis* 252, 2016, 28–31.

[17] »Long-term effects of a very-low-carbohydrate weight-loss diet and an isocaloric low-fat diet on bonehealth in obese adults«, *Nutrition* 32, 2016, 1033–6.

[18] »Weight loss on low-fat vs. low-carbohydrate diets by insulin resistance status among overweight adults and adults with obesity: A randomized pilot trial«, *Obesity (Silver Spring)* 24, 2016, 79–86.

[19] »Low Carbohydrate and Moderately Fat-Reduced Diets Similarly Affected Early Weight Gain in Varenicline-Treated Overweight or Obese Smokers«, *Nicotine & Tobacco Research* 18, 2016, 1440–8.

[20] »Long-term effects of very low-carbohydrate and high-carbohydrate weight-loss diets on psychologicalhealth in obese adults with type 2 diabetes: randomized controlled trial«, *Journal of Internal Medicine* 280, 2016, 388–97.

[21] »The Effects of Low-Carbohydrate Diets on Psychosocial Outcomes in Obesity/Overweight: A Systematic Review of Randomized, Controlled Studies«, *Nutrients* 8, 2016, 402.

[22] »Efficacy and safety of low-carbohydrate diets: a systematic review«, *Journal of the American Medical Association* (JAMA) 289, 2003, 1837–50.

[23] »Low-Carb-Diäten: Fakten statt Schlagwörter«, *medizin-transparent.at* (Cochrane Österreich), 02.09.2016.

[24] »Ernährungsstudie – Pflanzliches Eiweiß scheint gesünder als tierisches«, *Spiegel online*, 02.08.2016.

[25] »Low-Carb erhöht Risiko für Herz-Kreislauf-Krankheiten«, *Spiegel online*, 27.08.2012.

[26] »Ist Low Carb besser als Low Fat?«, *Spiegel online*, 13.08.2015.

[27] »Yo-Yo dieting dangerous even if you're not overweight«, American Heart Association Meeting Report – Poster: T2041 – Session: LF.APS. P226, 15.11.2016.

[28] »Was taugt LowCarb?«, UGB-Forum spezial, 01/2017, 12–14.

KAPITEL 6

[1] »Der BVB kocht Low Carb«, *lchf-deutschland.de*, 19.11.2015.

[2] »Warum im Pokalfinale so viele Profis schlappmachten«, *Süddeutsche Zeitung online*, 22.05.2016.

[3] Stellungnahme BVB in eigener Sache, Facebook-Seite BVB, 12.07.2016.

[4] »Gulasch statt Low Carb – BVB wehrt sich gegen Diät-Gerüchte«, *derwesten.de*, 10.07.2016.

[5] »Low-Carb-Diät soll Ausdauer für Sportler erhöhen«, *Die Welt online*, 01.01.2015.

[6] »Low Carb-Ernährung im Sport: Eine kurze Übersicht zu aktuellen Erkenntnissen und potentiellen Risiken«, *Deutsche Zeitschrift für Sportmedizin* 67, 2016, 90–94.

[7] »Characteristics of Nutrition in Competitive Sports, Ranging from Leisure Activities to High-Performance Athletics«, *Sportverletzung Sportschaden* 30, 2016, 149–53 (Hervorhebungen durch den Autor).

[8] »Low Carbohydrate, High Fat diet impairs exercise economy and negates the performance benefit from intensified training in elite race walkers«, J. Physiol, 23.12.2016

[9] »Professor Steinacker über Leistungsdiagnostik, Doping und Ernährung«, *Südwestpresse online*, 16.09.2016.

[10] »Nahrungsergänzung? Braucht kein Mensch«, *Lübecker Nachrichten online*, 15.09.2016.

Die Quellen der Infokästen befinden sich in den Kästen.

DER AUTOR

Uwe Knop ist Diplom-Ökotrophologe (Ernährungswissenschaftler) und Buchautor. Das Fundament seiner Bücher *Gute Carbs*, *Hunger & Lust* und *Ernährungswahn* war und ist die kritische und objektive Analyse von mehr als 1.500 aktuellen Studienergebnisse der Jahre 2007 bis 2017.

Knop ist darüber hinaus Initiator der Facebook-Gruppe »Kulinarische Körperintelligenz«, wo der alltägliche Studienwahn und -unsinn scharf kommentiert wird. Als einer der wenigen kritischen Ernährungswissenschaftler, der unmissverständlich und lobbyfrei die Schwächen, Lügen und Märchen der Ökotrophologie öffentlich klar ausspricht, ist er auch für die Medien der passende Ansprechpartner, wenn es darum geht, Klartext zu reden.

Seine unverblümte Offenlegung der Schwachpunkte der Ernährungswissenschaft und seine klare Art, den Finger in die Wunde der Ökotrophologie zu legen, wurden bereits von mehreren hundert Medien in Deutschland, Österreich, der Schweiz und in Luxemburg, Liechtenstein und Frankreich geschätzt und publiziert. In Deutschland war Knop beispielsweise zu Gast in den ARD/SWR-Talksendungen »Menschen bei Maischberger« und »Nachtcafé«, im ZDF-»Mittagsmagazin« und ZDF-»Volle Kanne«, in den »heute«-Nachrichten, im Sat-1-Frühstücksfernsehen und in zahlreichen dritten Programmen und Radiosendungen der öffentlich-rechtlichen Sender (u. a. SWR, WDR, HR, rbb). Artikel und Interviews in den Online- und/oder Printtiteln namhafter Medien wie *Süddeutsche Zeitung, Spiegel, BILD, Stuttgarter Zeitung, Freie Presse, Der Standard* (A), *Sonntagszeitung* (CH) und zahlreiche weitere Titel spiegeln das Medieninteresse an Knops glasklaren Aussagen wider. Eine laufend aktualisierte Übersicht der relevanten Artikel und Interviews finden Interessierte auf der Buchwebsite www.echte-esser.de im Bereich »Medienberichte« (mehr als 400 Listungen, Stand 01/2017).

Neben seiner Funktion als Ansprechpartner für (investigative) Redaktionen hält Knop auch Vorträge zu Ernährungsthemen – überall dort, wo Institutionen, Verbände und Gesellschaften sich trauen, gängige Ernährungsweisheiten kritisch und ohne ideologische Scheuklappen zu hinterfragen und den Blick fürs Wesentliche frei zu machen; stets maßgeschneidert auf Basis aktueller wissenschaftlicher Studien.

Zum Thema dieses Buchs hielt Knop im März 2015 in Luzern auf der jährlichen Fachtagung des Schweizerischen Verbandes der Mütterberaterinnen (SVM) den Vortrag »Schöne, neue Studienwelt – Kinderernährung zwischen Wahn, Wunsch und Wirklichkeit«. Dieser Vortrag kam bei den SVM-Mitgliedern »sehr gut an und erhielt die höchste Bewertung aller Referenten«, so das Fazit von Arlette Rutschmann, Gruppenleiterin Mütter- und Väterberatung SVM, nach Auswertung der 184 Rückmeldungen.

Andere Bücher von Uwe Knop

Haben Sie *Gute Carbs* gerne gelesen? Dann seien Ihnen auch die anderen Bücher von Dipl.oec.troph. Uwe Knop empfohlen:

KIND, ISS WAS ... DIR SCHMECKT! (August 2017)

Haben Sie Kinder, oder arbeiten Sie mit Heranwachsenden? Dann haben Sie sicher heute schon darauf geachtet, dass Ihr Kind auch schön brav seine fünf Portionen Obst und Gemüse verzehrt hat? Nein?! In dem Falle wird Ihnen **Kind, iss was ... dir schmeckt!** gefallen. Denn das erste Buch zur Kinderernährung, das ideologiefrei und rein auf wissenschaftlichen Fakten basierend reinen Wein zum Mythos »gesunder Kinderernährung« einschenkt, ist ein Appell an gesunden Menschenverstand – ihn immer einzuschalten, wenn es um eine der wichtigsten und verantwortungsvollsten Aufgaben von Eltern geht: sich um das leibliche Wohl des eigenen Nachwuchses zu kümmern. Niemand kann Ihnen sagen, wie Sie *Ihr* Kind gut und gesund ernähren sollen. Das können nur Sie und vor allem Ihr Kind wissen.

Dieses Buch klärt auf, schonungslos, wissenschaftlich, objektiv und völlig frei von ideologischen Scheuklappen. Nach der Lektüre sind Sie in der Lage, sich Ihr ganz persönliches kritisches Urteil zu bilden:

Glaube ich weiterhin an Storys, Regeln und Empfehlungen zu gesunder Kinderernährung? Oder vertraue ich sowohl auf die intuitiven Signale und Wünsche meines Kindes als auch auf meinen gesunden Menschenverstand als Mensch und Mutter oder Vater?

INTUITIV ESSEN (Dezember 2017)

Ab Dezember 2017 wird mit *INTUITIV ESSEN* die erweiterte Neuauflage von *HUNGER & LUST* erhältlich sein – ein Buch für alle, die bei der wichtigsten und schönsten Hauptsache der Welt (wieder) intuitiv auf ihren eigenen Körper vertrauen möchten:

Essen Sie nur dann, wenn Sie echten Hunger haben, und zwar nur das, worauf Sie Lust verspüren, was Ihnen wirklich schmeckt und was Sie gut vertragen.

Vergessen Sie Ernährungspäpste, -regeln und Diäten: Es existieren weder Beweise für gesunde Ernährung, noch machen Diäten schlank. Es gibt so viele gesunde Ernährungsformen, wie es Menschen gibt, denn: Jeder Mensch is(s)t anders – und zwar aufgrund seiner individuell-einzigartigen kulinarischen Körperintelligenz.

Kennen Sie Ihren ganz persönlichen Weg zur intuitiven Ernährung und zu Ihrem biologischen Wunschgewicht?